U0001383

傳奇教練**丹約翰**的

健身,也健心

人生與肌力訓練講堂

⊩⊩‒ATTEMPTS‒⊩⊩

Essays on Fitness, Health, Longevity and Easy Strength

丹·約翰 著

DAN JOHN

|翻譯|
國立台灣大學口筆譯講師
資深肌力與體能教練
王啟安老師

|專文推薦|
怪獸肌力及體能訓練中心
總教練
何立安博士

獻給我的兄弟，菲爾

他的死亡是場悲劇。我的記憶是段喜劇。
他的生命故事可簡單總結為：他曾來過。

獻給我其他亡於八月天的兄弟們。

目錄

推薦序

肌力訓練,是一段豐富的旅程　何立安　　　　　9

譯者序

歷經千山萬水,妙語如珠的典範轉移之書　王啟安　　15

第一部

建立基礎

1　關於論述,以及我寫此書的方法　　　　20

2　我對適能、健康、長壽、表現的定義　　　22

3　教學與人生的三個「真相」　　　　　　28

4　一月以及回顧的重要性　　　　　　　38

5　起點不重要,重要的是終點　　　　　40

6　我是誰?我不是誰?　　　　　　　42

7　做講述者,不做預言家　　　　　　44

8　東尼‧羅賓斯……痛苦與快樂　　　47

9　都柏林笑話　　　　　　　　　　55

10　出席　　　　　　　　　　　　57

11　擬訂計畫　　　　　　　　　　59

12　別人只把他們認為你想聽的告訴你　　61

13　適能(Fit)　　　　　　　　　　63

14　絕不失敗,除非你真的失敗　　　　65

第二部

人生教訓——有些很殘酷，但全都很真實

15　寫履歷還是寫悼詞　　　　　　　　　　　　　　　70

16　先吃最大最醜的蟾蜍　　　　　　　　　　　　　72

17　現在吃什麼不重要，重要的是以前吃了什麼　　74

18　模擬感恩節　　　　　　　　　　　　　　　　　76

19　正念或盲目的習慣　　　　　　　　　　　　　　78

20　被鴨子啄死　　　　　　　　　　　　　　　　　80

21　循環　　　　　　　　　　　　　　　　　　　　82

22　平面訓練　　　　　　　　　　　　　　　　　　85

23　用食物來節食　　　　　　　　　　　　　　　　89

第三部

訓練以及人生之我見

24　流動智力與固定智力　　　　　　　　　　　　　98

25　固定智力與勇士思考　　　　　　　　　　　　　102

26　流動智力與國王或皇后思考　　　　　　　　　　105

27　固定智力與國王或皇后思考　　　　　　　　　　107

28　技巧進步……或是無法進步　　　　　　　　　　109

29　執教（與人生）的關鍵：勝利的要素和可以提升的技巧　111

30　必要之物與無法增進的技巧　　　　　　　　　　113

31 為瘋狂人生而訓練 115

32 執教的基本概念 117

33 提示與教學：適當時間該有的適當資訊 124

34 簡單肌力的延伸 130

35 公車板凳與公園板凳 134

36 宿醉法則 136

37 現代簡單肌力的開端 138

38 更簡單肌力訓練法 142

39 實際反覆次數與通常很單純的概念 149

40 肌力與體能教練的各個象限 156

41 第一象限 159

42 第一象限訓練 161

43 第二象限 164

44 第二象限訓練 166

45 第三象限 169

46 第三象限訓練 171

47 第四象限 173

48 第四象限訓練 175

49 簡單肌力與老手運動員 177

50 高峰訓練計畫或目標達成 179

51 簡單肌力與訓練的祕密 182

52 什麼叫做重 184

53 簡單肌力的變化 187

54 奧林匹克舉重的簡單肌力方法　194

55 簡單肌力奧林匹克舉重與禁食、複合式動作組合　201

56 禁食十五簡單肌力奧林匹克舉重訓練計畫　204

57 退伍軍人訓練計畫　222

58 幾十字說明六十年經驗　240

附錄

附錄一　打包　242

附錄二　如何成為完美的婚宴賓客　249

附錄三　仿禁食飲食資訊　256

附錄四　索斯伍德（Southwood）訓練　260

附錄五　索斯伍德計畫　264

附錄六　達到五　267

附錄七　碎形文章　270

附錄八　爆發體能，出自《哨音四十年》　276

附錄九　最新的一萬壺鈴擺盪挑戰　288

附錄十　原版的一萬壺鈴擺盪挑戰　301

關於作者　309

肌力訓練，是一段豐富的旅程

怪獸肌力及體能訓練中心總教官　何立安博士

　　沒有比旅程更適合形容訓練這件事了，沒錯，在不同的場合裡，我們會說肌力訓練是科學、肌力訓練是技術、肌力訓練是人類文化的資產，不過，如果你真的想要形容肌力訓練從開始到結束的整個過程，那真的很像一段曲折離奇的旅程。丹‧約翰很知道這件事，所以，他選擇了用小品文集的方式，述說這趟旅程。

　　這對於想要接觸硬底子訓練科學的人來說，這種切入點可能會讓人覺得十分錯愕，新訓練時代之所以來臨，正因為運動訓練成為一門獨立科學，我們有實驗室、研究所、博士班，甚至幾乎要有自己的象牙塔，這時候突然把一個這麼科學的東西，透過描述生活的點點滴滴的過程，以感性的口吻來述說，彷彿背離了所有科學的鋼鐵規律。但是，如果你願意細細品味，你就會發現從這種口述經驗的小品文集裡，你很可能獲得比教科書更多的有用知識。你可以熟讀所有運動科學的教科書，但是仍無法解釋為什麼某種以前有效的訓練方法突然對你無效了，但是另一種看似無用的方法卻突然奏效。你也可以抬出所有恆心毅力，遵守所有科

學原理卻一無所獲，但隨性輕鬆訓練一陣子卻開始突飛猛進。訓練就是這樣，有時看似很科學，但是卻又不太規律，看似很沒道理，卻又不是全然不可預期，這現象像極了旅程，你可以上網搜尋所有的相關知識，甚至調出最艱澀的水文地質氣候人文資料，但是怎樣都無法取代親自走一趟的經驗。

　　為什麼訓練這件事如此捉摸不定呢？不是因為訓練不科學，而是因為牽涉的因素太過廣泛，同一時間檢視每一條道理的細節，幾乎是不可能的事情，但是後退一步，從宏觀的角度著手，反而可能同時做對了無數的細節。舉例來說，肌力訓練不外乎刺激、疲勞、恢復和向上適應這幾件事，所以理論家會跟你說：「你現在呢，就是要找一個『適當』的刺激，之後你可能會感覺到『有限度』的疲勞，不過別擔心，如果你有『好』的恢復條件，那你就可以獲得『顯著』的向上適應，於是你就進步囉。」這樣的敘述一點都沒有錯，也絕對不會沒有用，但是，每個真正扎扎實實訓練過的練家子都知道，在你找到那個「適當」的、「有限度」的、「好」的和「顯著」的什麼和什麼之前，那是一個摸著石頭過河的過程，你會經歷失敗、挫折、成功、驚喜，偶爾會恍然大悟，但接著又無比困惑，這並不表示前面那些對於訓練的科學論述有任何錯誤，而是這個論述底下隱含的變因實在太多，你幾乎不可能同時完全掌握。

　　那丹‧約翰會怎樣處理這件事情呢？舉個例子，他會告訴你說，在你打算開始一個訓練計畫的時候，你要記得「出席」、「不放棄」和「問問題」這三件事，因為這是要做成功任何一件事的必經之路。出席：你必須親臨現場，挽起袖子真的做你該做

的事；不放棄：很少有事情只需要做一次就結束，訓練是一個累積性的功夫，你必須要不斷重複再重複；問問題：事情不會百分之百如你預期，訓練也不會，而你必須要持續問自己，現在到底是在面對怎樣的問題？可以怎樣修正？需要做出哪些改變？因此，「出席、不放棄、問問題」這三件事，變成冷硬的運動科學和追求真實人生的運動表現之間最重要的橋樑，你不再硬闖那個死守教條但做不出成果的死胡同，也不會因為人間世事無常變幻莫測，就認為一切虛無飄渺無從掌握，乾脆放棄。

　　在丹‧約翰的訓練版圖裡，肌力訓練從來就不是獨立在人生之外的一件事，反之，肌力訓練有賴整個人的生活方式、行為風格和思想習慣去配合，你不可能吃得很糟、睡得很糟、不注重衛生甚至不注重交通安全，然後期望肌力訓練可以給你帶來福祉，事實上，你需要把生活的各個面向調整好，讓身體充分的恢復到可訓練狀態，然後進行下一次訓練，並且期待這樣的循環可以為你帶來真正的改變。而這看起來像是把已經夠複雜的訓練科學，擴及到變項更多的整個人生，好像越來越脫離你的掌握，實際上，這樣反而更貼近了現實，而這現實就是：訓練像一個旅程，你不僅僅需要水文地質氣候和人文的科學調查資訊，你更需要一個識途老馬來告訴你，哪些準備要做足，哪些風險該避開，哪些風景不該錯過，如此一來，你會有一趟最滿足的旅程。

　　丹‧約翰對「簡單肌力」的詮釋，簡直可以用精彩絕倫來形容，雖然簡單肌力另有一本專書，但是在這本內外兼修的文集裡，真的不能不提到簡單肌力。如果你不曾接觸過這樣的概念，那麼它對你可能會有革命性的影響。傳統的肌力訓練法則裡，都

充滿了對「未來進程」的規劃，「你如果把你最大肌力的百分之多少，做個幾組幾下，每週做個幾次或幾次，經過幾週之後，就可以將強度提高到百分之多少到多少，然後再進行幾組幾下的訓練，這樣一來，在幾個月之後你就可以舉起多少或多少的重量。」這樣的敘述屢見不鮮，有些時候幾乎像是算命仙一樣，試圖鐵嘴直斷你的未來，但是實際上我們經常發現，預測的數字與真實的事件總是有些距離，這些差異往往被忽略，或是被隨便歸因，或甚至被視為正常的誤差值。許多時候誤差之大，幾乎到了讓人懷疑預先規劃的必要性。但是很少人發現，預先規劃之所以往往變成過度規劃，是因為我們少考慮了一個因素，就是我們的身體對重量刺激產生的實際反應。

　　「簡單肌力」的原理，正是反其道而行，它完全不規劃你應該要從多重開始訓練，它只給你幾條簡單的規則，然後讓你持續一直去「摸」重量，不預先規劃，所以純粹憑感覺，尋找你覺得輕鬆愉快的重量，然後在還沒累、還沒喘，甚至有點不過癮的情況下，結束一天的訓練，其他明天再說，如果練著練著覺得輕，就加重量，如果覺得重，就減重量，然後就這樣一直練下去。然後，就在不經意的某一天，你破紀錄了。

　　關於簡單肌力的細節，當然你要從書裡仔細閱讀，但這種訓練看似隨性，其實卻扎扎實實抓住一個很多人都忽略的重點，就是既然肌力訓練的基本原理，是對身體施予刺激，然後期待恢復後的向上適應，那我們為什麼不讓身體來決定怎樣的劑量我們恢復得最好？畢竟無論教科書說多少的重量有助於提升最大肌力，如果你無法從這訓練中恢復，結果還是只有停滯甚至退步。讓身

體決定訓練強度，讓身體決定何時往前進，讓身體決定何時減量休息，讓身體永遠都處於沒傷沒痛且精力充沛的狀態，其實對很多人來說，成功率遠高過用盡恆心和毅力去艱苦完成的課表。

　　總之，看這一本書，像是一位識途老馬，在述說著訓練旅程上會發生的一切，你可以用簡單肌力的概念去「簡單閱讀」這本書，在不知不覺之間，你會發現許多過去艱澀難解的問題，在丹‧約翰的陪伴下豁然開朗，其人，其書，就是這麼神奇。

譯者序

歷經千山萬水，
妙語如珠的典範轉移之書

國立台灣大學外國語文學系兼任講師　　王啟安

　　近幾年來國內健康意識抬頭，許多人為了更強健的體魄、更優良的運動表現、更高的生活品質、更健全的心理素質，紛紛開始加入肌力訓練的行列。值得注意的是，除了親身參與訓練之外，相關書籍的閱讀風氣也逐漸興盛。許多人不再滿足於土法煉鋼，開始廣泛閱讀、討論，試著瞭解各種背景知識，找出最適合自己的訓練方式；而各種相似或相異的論述也如雨後春筍般出現，讓運動訓練界產生很大的改變，從以往只有少數人掌握關鍵知識的年代，漸漸邁向百家爭鳴的局面。

　　身為一名肌力體能教練，我對這個現象感到相當振奮。雖然在與人交流和廣泛閱讀的過程中，難免遇到自己不認同或與所學衝突的論述，但這表示認真投入運動訓練的人越來越多，整個產業越來越發達，同時也代表永遠不乏學習機會。在這個科學化訓練當道的時代，許多人都開始採用「有所本」的訓練方式，不少人也取得優異的訓練效果。舉凡健美、健力、舉重、CrossFit 等

領域，都不乏優秀的素人，從一開始的純粹興趣，進展到職業選手的水準。

這幾年下來，我有幸閱讀、翻譯多位學者和大師的著作，包括麥克·史東（Mike Stone）、馬克·銳普托（Mark Rippetoe）、麥克·波羅伊（Mike Boyle）、路易·西蒙斯（Louie Simmons）、安東尼·特納（Anthony Turner）等等，希望能將這些學術巨子或實務大師的心血結晶，分享給更多人認識。本書作者丹·約翰在國內的名氣或許不是非常響亮，但如果你對肌力訓練有興趣，你就必須認識他。

丹·約翰是一位知名肌力訓練和舉重教練，曾經是非常優秀的鐵餅、舉重、蘇格蘭高地運動會選手，同時還是一名宗教學教授。年過六旬的他雖然已不再參加比賽，但仍非常活躍於運動訓練，數十年來培養出無數優秀又強壯的運動員。極其豐富的競技運動和執教經驗，讓丹·約翰成為名副其實的大師教練，他對於訓練的論述往往成為許多人奉為圭臬的金科玉律，他的妙語如珠也常令人拍案叫絕。

本書是一本相當特別的書，是由丹·約翰多年下來所寫的短篇文章組成，內容當然是以肌力訓練為主軸，包括他最知名的「簡單肌力」（Easy Strength）和新舊版本的一萬壺鈴擺盪挑戰。除此之外，還有很多篇文章探討人生哲理、智力分類、執教心得、旅行、甚至是出席婚禮的十大須知。這些內容看似雜亂無章且與訓練毫不相關，但每一篇文章都是丹·約翰數十年運動訓練生涯的經驗談，是他歷經了千山萬水才寫出來的文章，用字相當精簡，卻又鞭辟入裡。

正所謂健身也健心，在丹‧約翰等大師的心中，從事肌力訓練的目的，從來就不只是強壯的身體和突出的運動表現而已；更重要的是透過有系統的規律訓練，讓自己達到真正的身心平衡，進而發展出最健康的生活模式。怪獸肌力及體能訓練中心的何立安博士曾經提過一個觀念：肌力訓練就像是一束美麗的花朵。你本來只想將一束花擺設在房間的桌上，但是為了視覺上的舒適，你會開始整理書桌。清出來的物品勢必得換個地方擺放，於是你會開始整理房間裡其他的置物空間，進而將整個房間打掃乾淨。肌力訓練也是如此，你本來只想練出令人稱羨的身材或力量，但隨著你訓練程度和經驗的提升，你開始意識到光是每週兩三次的訓練遠遠不夠。要達到你預設的目標，你必須注重營養，每天要攝取足夠且正確的營養素；你必須注意睡眠，每天要睡足 7 小時以上；你必須傾聽內心的聲音，在身體或精神狀況不佳的情況下要適當休息；你必須培養心性，瞭解到肌力訓練不是短時間的流行跟風，而是長達 3、50 年的生活典範轉移。

　　或許，只有像丹‧約翰這種層級的大師，才有辦法如此輕描淡寫地將生活經驗和肌力訓練融合在一起；或許，經驗不足且汲汲營營的我們，還沒有辦法完全體會健身與健心的真諦。不過很幸運的是，我們有很多資訊可以閱讀，有很多楷模可以學習，也有很多夥伴可以互相鼓勵。閱讀《健身也健心：傳奇教練丹約翰的人生與肌力訓練講堂》一書過後，也許無法讓你的訓練或人生從此一帆風順，但我相信，本書所提供的寶貴資訊，絕對能讓你重新思考肌力訓練在人生中扮演的角色，甚至徹底顛覆你對肌力訓練的既定想像。

第一部

建立基礎

①

關於論述，以及我寫此書的方法

　　大約在西班牙無敵艦隊開向英格蘭的同時，米歇爾・德・蒙田（Michel de Montaigne）完成了他的著作《隨筆全集》。莎士比亞（Shakespeare）和賽凡提斯（Cervantes）很可能跟蒙田喝過茶，而且有人認為莎士比亞的靈感來自蒙田的作品（那場茶會可真是值得）。400年後的今天，在我閱讀古人偉大著作的同時，我終於能夠閱讀並討論蒙田的這些著作。

　　我很喜歡他的著作，而且我還是很愛我們在「論酒醉」（On Drunkenness）發現的一段話：

　　「柏拉圖禁止他的孩子在18歲以前喝酒，而且40歲以前不准喝醉；但過了40以後，就讓孩子們放飛自我，可以在盛宴裡自由加上一些酒神戴奧尼修斯的傑作，這位偉大的神讓年輕人快樂、讓老人回春；祂像火焰軟化鋼鐵一樣地撫慰靈魂的熱情。柏拉圖也允許孩子們在歡樂的宴會飲酒作樂，只要有穩重的領導人管理秩序就好，喝醉真是又好又有用；柏拉圖說，喝醉是檢驗一個人本質的最好辦法，也可以讓沉穩的老人開始唱歌跳舞；喝醉

真的是好東西，讓他們做出清醒時不敢嘗試的事情。」

「清醒時不敢嘗試的事情。」

第一次看到這句話我整個大笑，從此以後我就很喜歡他的風格。

論述（Essays）這個字來自法文的essais，意思就是「嘗試」。我很喜歡讀這種開放式的問句（反問），然後再切入主題。從問問題到瞭解事情，可能需要寫上好幾頁的內容，或者好幾個月（或好幾年，甚至好幾十年！）的重寫和重想。

我的朋友吉姆說，他最棒的想法都是割草的時候想到的，因為走來走去的過程他的腦袋可以放空，而很神奇的是，這種時候他反而能夠思考。

我思考的方法就是寫作。

通常我都致力於解決問題，因為我覺得任何白痴都可以發現問題。我一開始可能會寫我如何遇到問題：可能是我哪裡聽來的問題，或是我真正遇到難題的過程。我會努力找出3個解決方法，因為這樣我才能心安。我還會試著到處加1、2個故事，我對解決方法的花費、成本效益比、和可行性，都極為謹慎。

最後一部分最重要：不管是奇蹟、更多的錢、更大的預算，都無法讓讀者真正相信任何願景，屢試不爽。

所以我會一直探究，直到發現簡單的方法，重新往精熟之路邁進。

希望各位讀者喜歡我的「嘗試」。

②

我對適能、健康、
長壽、表現的定義

「你的意思是？」

我常常在聚會中遇到一堆問題。身為一個教練，有人會要你用一句話，把接近60年的健身與訓練經驗講給他聽，然後他們還會拿網路上看到的資訊來跟你吵。

我也是宗教研究的教授，所以也會有人問我一些其他問題，像是鬼魂、死掉的阿姨託夢、外星人等等。以前我都會盡量回答，但我現在找到一個好辦法：跟進問題。

「丹，我沒有宗教信仰，但我有非常高的靈性。」

「你的意思是？」

「噢，我每天都看星座。」

原來如此啊！

健身的領域何其廣闊，只要有人問我相關的問題，我往往都會先問：

「你的意思是？」

「什麼意思？」

我來解釋一下吧，以下是「健身」一詞出現時，一般人會想到的幾個字：

健康

長壽

營養（飲食）

適能

表現

你看吧，這5個詞都不一樣。我再說一次，它們都不一樣哦！（我希望你們能接到這個笑點）

問題是，很多人時常把這些詞混為一談，接下來就會產生各種問題。

菲爾‧馬菲通（Phil Maffetone）* 對健康的定義為：人體器官最佳的交互作用。換句話說，不管你魁梧、虛弱、瘦小、皮包骨、疲勞、或是擁有任何身體狀況，你還是可能健康。

健康就是沒有疾病。我認為疾病應該要說是舒服的相反，因為它的意思是血液、排泄物、食物，或你的身體不舒服、出了問題。

透過血液檢查、或是醫學儀器的神奇報告、還有看醫生，我

---

* 編注：著名耐力運動訓練教練，創立了MAF mathod（最大有氧能力耐力訓練法），著有《*The Big Book of Endurance Training and Racing*》等書。

們才能知道自己是否健康。如果我腿部有皮膚癌，不管你掛多少水晶在我的胸口，都永遠不可能發現這個疾病。

如果健康的定義是如此，則前景堪慮。肥胖的統計數字增加得很快，研究人員很難跟上，無法使用圖表來解釋肥胖增加的速度。肥胖會導致一連串的健康問題，而「少吃多動」基本上是正確的，但光是這樣還不夠。

以上是健康，現在來談談長壽。

我來回答長壽的定義：**不要死**。

別客氣。

如果你不想要健康，你可能就不會想要長壽，但這是個人選擇。我喜歡閱讀和研究長壽相關議題，因為我的家人似乎都不太長壽。

比爾‧吉福德（Bill Gifford）的《為什麼有些人比較不會老？》（*Spring Chicken*）對於長壽的各個面向提出了相當高明的見解，但如果我們細看其中關鍵，其實都是老生常談：

運動：每週也許100分鐘就夠。

禁食：某種程度上，各個宗教都有這種概念。

多喝咖啡和紅酒：當然沒錯，但重點是，這兩種飲料都屬於「社交」飲料，也許人際連結還比你是否吃下特殊草藥更重要。

如果要長壽，通常會建議你最好生於一個長壽的家庭，然後，不要死。

對我來說，長壽和生活的質和量都有關係，但我覺得這兩個

概念有重疊之處。

讓我來告訴你,多數人對於營養和飲食的想法:那就是兔子食物和挨餓。

有一次我去挪威開會,會議中報告的營養學專家一直跟觀眾強調:

「我們的大腦並非設計來處理這種噪音。」

我們大腦預期的,是盛宴或飢荒這種極端的選項。但是,我們每天都會看到好幾個小時的速食和餐廳廣告。吃自助餐的時候,你會看到十幾種早餐選項;逛商店的時候,你會看到各式各樣的牛奶。

決定、決定、決定。

最近有兩位朋友從蘇格蘭來找我,我們聊柳橙汁聊得很開心。你沒看錯,柳橙汁。

在蘇格蘭,你只要說買 OJ(orange juice)就好。

但在美國呢?你還得提供以下資訊:少果肉、無果肉、多果肉、加維他命 D、加鈣。

這種感覺很像去連鎖咖啡店。你純粹只想買杯咖啡,他們還用一堆聽起來像義大利文或外語的字來問你要大杯小杯,然後貴到根本可以用同樣的價錢買 1 台咖啡機加 1 磅的豆子。

飲食很糟的人也可以看起來很健康。我的國家美式足球聯盟(NFL)教練朋友都說,有些球員車子的後座滿滿都是速食的紙袋。畢竟這些球員只有 22 歲,每週又訓練 60 小時,所以身體大

概還能應付這些垃圾食物。所以如果你想要亂吃又想看起來很健康，你就必須是22歲，然後每週訓練60小時。

如果不行，我們似乎就會越來越胖。

對未來最有幫助的事情，就是「減少」這些選項。把早餐麥片包裝的卡通人物拿掉、讓逛街單純一點、不要再讓商人提供那麼多琳瑯滿目的食物選擇。

不可能。畢竟對多數人而言，民主的重點是資本主義，而食品公司和營養學家的所學其實一樣，只是這些公司的重點不是帶給你健康，而是賺錢。

事實就是如此，未來也不會改變。如果對抗肥胖的路是一條上坡，我們就正在快速往下滾。

所以，減少選擇，就能減少脂肪（腰圍附近的脂肪）。結案。

我用達爾文的說法來定義適能：「完成任務的能力。」

就這樣。

我不要再聽到有人說「馬拉松選手是全世界適能最佳的人」，當然，這裡的馬拉松選手換成其他任何人也一樣。

如果一個103歲的人突然當了爸爸（就別管是用什麼方法了），他就適合當爸爸。他也許無法做到爸爸需要做的所有事情，但他至少具備當爸爸的適能。

就是這樣。

未來適能界一定會繼續在這個概念上鬼打牆。如果要釐清問題，你一定要問一個問題：「怎樣的適能？」

如果你想成為優秀的傳球員，就無法參加馬拉松比賽。NFL

進攻組的線鋒大概不會是優秀的肯塔基賽馬選手，就算他們自以為穿賽馬制服很帥也沒用。

表現呢？就是你聽到有人叫你的名字，然後你踏進賽場比賽的時候。

我就是專門讓運動員表現更好的教練，其中一個方法，就是將表現與健康、長壽、飲食、和適能區分清楚。有時候表現可能對健康有短期的負面影響，而舉重選手為了量級減重，也會有許多問題。不過請記住，這些只是對於表現的短期追求，而非長期的生活型態。

這個領域的未來是什麼？

我認為，我們會走上速食和垃圾食物的腳步。適能界的未來會充滿各種互相衝突的選擇，各有自己的宣稱與承諾。

我們多數人都會失敗、掙扎、慘摔；而且我們戶頭裡的錢也都會少掉很多。

這可不是我心目中對未來最美好的想像。

省省吧！花點功夫在基本功上！

飲食要成熟、享受社交生活、沒事就散散步、執行並練熟基本人體動作，然後記得隨時檢視自己。

然後，你很快就會在派對上遇到別人問你是怎麼練的。這個時候請記得回答他：「你的意思是？」

③

教學與人生的三個「真相」

在我開始深入探討之前，請記得以下所講的隨時都可能改變，只不過自從1965年第一次接觸槓鈴以來，我一直堅守這三件事，讓我一直以來都非常快樂、健康、熱情。

我必須承認，我也可能犯錯。我的兄弟蓋瑞曾開玩笑說：「我曾經在1962年犯過錯。當時我覺得我錯了，後來我發現我是對的，但我還是當自己錯過一次。」

現在讓我們來看看是哪三件事。不要期望會有多高大上，其實非常單純。

名單如下：

1. 聰明投資非對稱風險。
2. 欣然接受明顯的事實。
3. 專注過程，橋到船頭自然直。

現在讓我來分析，你會發現這個系統非常簡單：

非對稱風險

最糟的情況為何？

欣然接受明顯的事實

最明顯的解決方法為何？

專注過程

很奇妙的是，微小且頻繁的努力，最後都有很好的效果。

讓我們一個一個來看。

聰明投資非對稱風險

我很多鄰居家裡都有兩年左右的存糧，他們也都引以為傲，而這樣的存糧量，不管遇到什麼問題大概都能撐得過去。當然，武漢肺炎開始肆虐時，他們大部分都還是爭先恐後囤積食物和衛生紙。

如果真的要克難地撐過兩年的時間，我猜食物和衛生紙大概是必備品吧。

我不確定這些鄰居是否真的有兩年的存糧，但儲存那麼多東西肯定不容易，畢竟要讓食物新鮮、流動、不長蟲也不壞掉，要花不少功夫。

　　可是重點是：他們的想法正確！我買了一堆20美金的包包，每個包包容納的水、食物、必需品都可供4人使用3天。我在我們的每一輛車裡都放1個這個包包，我也確保我女兒們的車上都有這個包包。

　　我住的地方位於沙漠（應該說是「高地」沙漠），很多地方相當荒涼，你不會想讓車子在那些地方拋錨。這些包包只值20美金，但如果我的女兒開車載著孫子，卻在大熱天拋錨，在路上動彈不得，那麼這些包包現在值多少錢呢？

　　對我而言，無價。

　　2002年我在當奧運工作人員的時候，參加了很多防災相關課程。當然最後什麼都沒發生，但我們都還記得九一一事件的可怕，我們都很擔心。

　　參加這些課程最大的收穫，在於學到只要一些簡單步驟，就能在不慌亂的情況下，保護所有人的安全。這裡讓我來分享我所學到的概念：

- 大好消息：統計上來說，遇到緊急危難，如果你能在家裡撐過3天，就已經熬過災難中最糟的部分了。
- 車上要準備一些舊衣服或保暖物品。很有趣的是，老師告訴我們，家裡失火逃出來的人常常很需要衣服，因為裸睡的人很多。這個時候你就可以把額外的鞋子、手套、帽子分給他們。如果你覺得你不會遇到這種狀況，還是可以找機會分給朋友或鄰居。
- 老師告訴我們，如果發生災難，只要能逃90英哩，就能

脫離多數災難的中心。老師也說，回家的路上要計算天橋的數量，並提醒自己這些天橋可能會倒塌。花錢買一輛堅固的腳踏車（還有剛剛提到的 20 元包包），你就能應付多數的狀況。

- 現在用手機找人比以前方便得多，但每年花幾分鐘檢視親友的聯絡方式，會是一項值得的投資。

這些都很簡單。當然，坐而言不如起而行。這些課程的內容，就是投資非對稱風險的精髓。

幾年前，海軍美式足球隊在沒有暫停、比賽剩下 11 秒的情況下，迅速踢球達陣得分。這個效率震驚整個運動界，但是該隊的教練說，他們常常練習這種狀況，因為這 3 分會是最後輸贏的關鍵。這就是針對練習時間的聰明投資。

我在我的工作坊中，把這個概念進一步簡化為：最糟的情況為何？

我接著描述自己生涯中的一些事件：

- 執教 92 名年輕美式足球員時，最糟的情況為何？
- 獨自在重訓室指導 62 名 14 歲男生時，最糟的情況為何？
- 看了電影《三百壯士》後，很多男生都想玩標槍，最糟的情況為何？

沒錯，執教學生運動員時，可能發生很多糟糕的情況。聰明的教練會準備牆壁、障礙、鐵鍊、護衛犬、殭屍鯊等等來預防最

糟的情況。

　　旅行前整理行李時，我會考量最佳的天氣狀況，當然也會考量最糟的天氣；我有時候會生病，所以我隨身攜帶這種藥物；我也都會帶著很多咖啡，因為旅館提供的永遠不夠。

　　旅行時最糟的情況可能是什麼？我把我護照的圖片檔存在網路上；我會把需要的所有資訊，都放在家人和朋友的手機裡；我只要一封簡訊，就能取得所有重要旅遊資訊。為什麼？因為多數人旅行時最糟的情況，可能就是遺失護照。

　　當然，也可能發生綁架、恐攻、戰爭、颱風、海嘯。我的行李當然也會裝有能讓我面對這些狀況的東西。

　　最糟的情況為何？

　　請仔細想想，看看你能不能做些簡單的事情，來降低最糟情況的影響。這種練習不僅造就完美，更能有備無患。

欣然接受明顯的事實

　　這點顯而易見，但還是很有價值。

　　我在工作坊和播客都講到爛掉了：

　　跑步選手要練跑步

　　投擲選手要練投擲

　　跨欄選手要練跨欄

　　衝刺選手要練衝刺

　　游泳選手要練游泳

明白了吧？通常我還會補充：

要變強壯，就要重訓。
要恢復，就要睡覺。
要補充水分，就要喝水。

很奇妙的是，別人聽到這些都會笑。
我也會笑，因為這些都非常顯而易見。
請欣然接受這些事實。

遇到問題時，一個簡單的想法是：最明顯的解決辦法為何？

不管你從事什麼運動、比賽、職業、或旅途，專注於這些明顯的事實都很有幫助。你當然必須處理更小的細節，但首先要學會掌握明顯的事實。

我有一本關於輕裝健行的書，裡面曾經提到，負重健行不外乎就是：

睡眠系統
食物系統
背負系統

實際情況當然不只這樣，但如果你要走阿帕拉契小徑，就不能忽略以上任何一個關鍵，否則你很快就會遇到問題。

約翰‧海斯曼（John Heisman）*在1931年歸納出美式足球的三大重點：

阻擋

擒抱

控球

只要精通這三項技能，勝利就唾手可得（當然還是可能會有變數啦）。

我在《Now What?》一書中討論過，檢視比賽中擒抱失誤的「五個為什麼」，結論是：如果每次擒抱都成功，就絕對不會輸。

顯而易見。

接受明顯的事實、愛上明顯的事實。有一次我向拉爾夫‧毛宏（Ralph Maughan）教練請教擲鐵餅的祕訣是什麼，他告訴我：「1週擲鐵餅4天、重訓3天，然後持續8年。」

我本來以為會得到什麼祕訣，但他講的卻只是明顯的事實。他說的對，在生命中的任何領域，我所知道的最大祕密，總是如此顯而易見。

欣然接受明顯的事實。

---

* 編注：美國知名美式足球教練，美國大學美式足球MVP獎盃海斯曼盃，便是以他命名。

專注過程

　　一開始當美式足球隊的總教練時，我相當困擾，因為我不知道自己的執教風格要像文斯・隆巴迪（Vince Lombardi），還是努特・羅克尼（Knute Rockne），還是其他知名教練。起初，這真的是眾多問題的其中之一。

　　我當初並未走出自己的願景與路線。

　　後來我發現，一直模仿別人實在無濟於事。當時我們一直輸掉比賽，不管我再怎樣想辦法，我們還是贏不了。

　　說起來很奇怪，寫出來也很奇怪。當時我一直期望自己賽前或中場的講話，可以激勵這些年輕人取得勝利。我當時只專注於結果，但其實我們的實力根本不夠。光就天賦而言，我們也不如其他隊伍。

　　但我還是很想贏（這很明顯，看看明顯這個字多常出現），我開始檢討輸球的原因，結果歸納出幾點。我們的特勤組常常只有9個人（應該要11個），而且我們不擅長執行特殊情況戰術。

　　我後來決定針對比賽中的弱點來練習，並發明一種叫做「第三與十五」（third and 15）的戰術。進攻組會試著一次取得第一檔進攻。如果成功，我們就執行下一個「第三與十五」；如果失敗，我們就派棄踢組上場，然後棄踢給我們的偵查組。

　　我很快就發現，忘記自己是棄踢組的隊員，會一直忘記自己在棄踢組。後來我們把他換掉，問題就解決了。

　　我開始根據贏球的關鍵要素（阻擋、擒抱、控球）、各種比賽問題和情境來設計練習內容。我不再執著於比賽勝利，而是更在乎比賽中每一次的小優勢。

　　後來，我們最後5場比賽都贏了，還有幾次是在延長賽驚險獲勝。

　　觀眾們都覺得值回票價！不過我們這種程度的比賽，當然是免費進場。

　　可是，還是值回票價啦！

　　毛宏教練說過，要成為偉大的鐵餅選手需要8年的時間。他把田徑和人生大部分的事情，用以下這句話總結：

　　「微小且頻繁的努力，最後都有很好的效果。」

　　我很常講這句話，但永遠不嫌多。

　　重點是，你無法控制結果！

　　你存了幾十年的錢，可能一夕之間在瘋狂的股市中全部蒸發，但存錢總是一件好事。喝水、吃蔬菜、繫安全帶、使用牙線，也都總是好的建議。

　　就算你每次都用牙線兩次，你的牙齒還是可能出問題，但你能做的都已經做了。

　　專注過程，努力做，會把你推向成功。厄爾・南丁格爾（Earl Nightingale）提醒我們：「所謂成功，就是逐漸實現有價值的目標或理想。」至於什麼是「有價值」，我們隨時可以聊聊。

　　「逐漸實現」指的不是贏得金牌、世界紀錄、或冠軍戒指。你的對手都想達到這些目標，而且他們可能就是比你強。有些人就是天生有優勢，像是身高和速度似乎就是上帝賦予的禮物。

　　雖說勤能補拙，但天賦加上自律和努力，才真正所向無敵。

專注過程、注重基本功。

常常做。

持續不懈。

④

一月以及回顧的重要性

　　一月（January）的命名由來到底是雅努斯（Janus）還是茱諾（Juno），這點可能仍是你們學校拉丁文專家之間爭論的話題。不過很多人都承認，雅努斯確實很能夠代表一月這個月份。

　　雅努斯有兩顆頭，一顆向前看，另一顆向後看。一月一日是多數人許下新年新希望的日子，然後沒過幾天就會忘掉。

　　不管是私人教練還是運動教練，一年的開始都很適合做生意，卻還不是成功的時候。我們在雅努斯身上看到一個好方法來展開新的一年：

　　先往後看！

　　我在訓練運動員和客戶時，會想多認識他們一點。我們當然會做身體檢測、並特別注意過去的受傷、手術、疾病等經驗，但瞭解每一位新客戶在遇到你之前的經驗，也非常重要。

　　如果一名客戶過去4年多來一直喝含糖飲料、愛吃甜食、而且一直不運動，我們就會在準備和他合作之前跟他好好聊聊。

　　幾年前我寫過一篇文章，談到明年的新年新希望，就是要讓明年一月的自己，比今年一月時輕1磅。很多讀者對這篇文章嗤

之以鼻，畢竟內容顯然不夠硬派，聽起來也不怎麼吸引人。不過，我後來就跟其中一名讀者說：「親愛的讀者，明年一月一日請回來找我。」

也許是網路壞掉吧？他都不回我。

我也不期待他回我啦。

在我們大步往前之前，必須先檢視過去幾十年來，到底做過些什麼。

雅努斯是個設定目標的好範例：當然要向前看，但更要記得先前的經歷。

⑤

起點不重要，重要的是終點

　　我們家有一個理念：要創造改變的契機。每次我要做決定、以及檢視這個可怕問題的時候，我心裡都會想：「值得嗎？」如果我做的決定真的讓某人在某個地方改變了，答案就是：「當然值得！」

　　我們家也有一句座右銘：「起點不重要，重要的是終點。」我和太太蒂芬妮的原生家庭都有經濟上的困難、都有特殊的難題（幾位兄弟曾經參與戰爭，對我的青春期影響很大），也不乏讓青少年和年輕人困擾的那些一般問題。

　　我的兩位女兒對這句座右銘深信不疑。她們和我一樣都是身材矮小的投擲選手，生涯早年都曾輸給體型較大的運動員。後來，她們都能精進技巧，並在州級的比賽甜蜜復仇。

　　有人問我的運動生涯時，我都很喜歡說，我第一次擲鐵餅的時候，只能丟到基準線前0.6公尺（2英呎）的地方。第一次參加學校比賽時，我丟了21.9公尺（72英呎）；但最後一次比賽，我丟了51.8公尺（170英呎）。

　　起點不重要。

　　回想1985年，有一天我坐在地下室清算我欠的債。當時只能睡折疊床，車子也因為不能開而被拖走了。

　　當時我欠人家600塊，身體則因為被中東的蟲子叮咬而很不舒服。我寫下一些選項，也擬定計畫，想想我的人生到底要的是什麼。

　　在這個有時候連起床都很不容易的時期，我有了些進展。回顧那個時期，我發現我從家裡往外看的時候，所謂的目標設定，不過就是明白我們要「從此處移動到彼處」。

　　重要的是終點。

　　很多人喜歡在一月一日設定目標。不過正如我所說，我現在都跟人家說，明年一月一日要比今年輕1磅，他們都笑我。結果真的到了明年，通常都是在360天的缺乏訓練和混亂飲食後（不過他們在新年的前5天，確實會遵守某種運動和營養計畫），他們的體重往往比去年多了10磅。

　　這時候我們就得再次開始，希望這次有辦法得到好結果。

　　這是寶貴的人生教訓，而所有寶貴教訓都一樣，重點是過程。我很喜歡引用賽凡提斯的一句話：「重點是道路，而非旅店」（It's the road, not the inn）。

　　起點不重要，重要的是終點。

6

我是誰？我不是誰？

　　我在生涯中犯過最大的錯誤，就是聽從別人的意見。不過不要誤會，我真的都會聽別人的意見。

　　然後……他們通常都是錯的。

　　我在訓練運動員時通常不會問太多，頂多就是「你可以丟多遠？」或「時間多長？」

　　如你所見，其實數字就代表了這些運動員。如果你鐵餅能丟57.9公尺（190英呎），你就是一名57.9公尺（190英呎）的鐵餅選手。如果要從57.9公尺（190英呎）進步到60.9公尺（200英呎），就必須走上困難的道路；但如果我們做了一些自以為創新和聰明的事，結果最後卻退步到45.7公尺（150英呎）的話……

　　我們就錯了。

　　大部分的人都做不到這點，畢竟他們的數字不會那麼出色。其實多數人只會不斷設定新的目標而已：

　　「我要減重、我要讓腰變細、我要更常運動、我的飲食要更好……」

在我看來，很多人只會出一張嘴，講完之後就什麼都忘了。

你看，談到目標設定時，多數人只會用講的而已。

你在這邊有看到這種人嗎？

沒錯，當然不是我。

我是誰？我又年輕又漂亮，不管去哪裡都引人注目。給我2週的時間，我就會重回18歲。

「啊你不是79歲了嗎？」

呃……這個嘛……

每次在工作坊講到這個，大家都會笑出來，但大家這時候會開始認真思考。

「對耶，沒人知道這點……但這也不是我。」

開始幫別人設定目標之前，你必須先跟他們討論「不是我」這個概念。

這不是什麼巫術，這就是真理。蘇格拉底曾說，未經審視的生命不值得活，而我們也必須檢視自己與身體的關係，也就是我們靈魂所住的「自己」到底是什麼。

那我呢？我當然也必須這麼做！

⑦
做講述者，不做預言家

我在1980年代中期，上過一個為期4週的希伯來文聖經課程。閱讀量很大、功課也很多，到了最後一天晚上上課時，班上只有我一個學生。

我喜歡有始有終。只有我一個學生的好處，就是老師有時間為我更深入講解。就在那天的課堂上，我以傳統的概念使用了「預言家」（prophet）這個字，也就是為他人說話的人。

老師笑了笑，然後說：

「我們再加一點意思進去好了。」

老師跟我說，瞭解聖經預言家和任何其他預言家的關鍵，就是要明白，他們並不是在告訴我們未來會怎樣。他們不會用一些棍棒、骨頭、或貝殼來欺騙我們說，以後會遇到又高又黝黑的帥哥。其實，他們只是傳遞者。

預言家和任何相關專業人士都一樣，都是在告訴我們真相，他們告訴我們未來會發生什麼事。真正的預言家會告訴我們，如果持續這麼做，就不要對將來的結果感到意外。

過去的決定造就了今天的我們。沒錯，過程中可能有各種變

數，但如同維克多・弗蘭克（Victor Frankl）*所說：「人類身上唯一無法剝奪的事物，就是身為人類最後的自由：選擇用什麼態度面對特定情況、選擇自己的路。」

沒錯，還是可能發生不好的事情，但我們可以選擇用怎樣的態度來面對。

教練、老師、家長都常常扮演講述者的角色。聽好，大一女生常常喝啤酒、吃披薩真的很不好。前陣子我巧遇一位之前的學生，他問我是否還記得他。

「當然記得呀！」

其實，我認識的他只有現在的三分之一。他高中的時候，我們會討論飲食、運動、恢復，他根本沒在聽，現在果然變成這副樣子。

有些成年客戶跟我說，他們真希望自己從未抽菸。不過說真的，在這些人的生命中，難道沒有任何人或任何廣告警告過他們不要抽菸嗎？如果你曾參與二戰，有抽不完的免費香菸，並且很擔憂納粹的話，我可以理解你為什麼會抽菸。可是……

真相是：其實你內心深處都明白該如何飲食（像個大人吧！）、運動（至少做點運動吧！）、睡覺（趕快去睡！）。人生幾乎沒什麼意外，不外乎就是把學校功課做好、準時出席、認真聽講、專心完成任務。

族繁不及備載。

---

* 編注：奧地利神經學家、精神病學家，著有心理治療經典作品《活出意義來》（Men's Search for Meaning）。

　　有時候，身邊的教練、作者、家長、朋友、親人會扮演講述者的角色。

　　請認真聽、請欣然接受，他們常常能夠預測未來。

⑧

東尼‧羅賓斯……痛苦與快樂

　　有一次我待在科羅拉多州柯林斯堡（Fort Collins）的一間破爛旅館，沒辦法，主辦單位要運動員訂那間旅館。他最好給我便宜一點，因為牆壁根本就是紙糊的，而且我從門縫都能感覺到外面的交通狀況。

　　附近連吃的都沒有。不過我說的不是餐廳或咖啡廳，畢竟這樣要求太多了。後來我還是找到了一間便利商店，裡面有賣包裝好的三明治，我確定這些三明治很新鮮，大概跟油多到可以幫卡車引擎加油的咖啡一樣新鮮。

　　坐在這間爛房間裡面，我都為自己感到難過。那個田徑器材測量員還真有禮貌，一定是受過運輸安全管理局（TSA）的訓練，他一直莫名其妙抱怨我的鐵餅有問題。我當時只能孤伶伶吃著難吃的食物，緊張等待隔天全國大賽的到來。

　　電視內容相當無聊，就只有一堆廣告，後來我注意到一個廣告，叫做「東尼‧羅賓斯讓你變強」（Tony Robbins' Get the Edge）。我到了下個週一才買他的產品，但當時光是看廣告，就改變了我的想法。就在一瞬間，我照他的說法改變了我的心態，

我不再執著於「發生在我身上的事」，而是明確掌握自己的方向。隔天，我打破了投擲五項全能的全國紀錄。

沒錯，我為了這場比賽訓練很多年，我對於如何在賽場上提升自我動機也很有一套。不過我也知道，當時羅賓斯的廣告改變了我的心態。我很快就開始走上他指出的方向。

我知道設定目標的方法。身為田徑選手，努力變得更遠或更快就是一種目標設定的方法。但要怎麼運用在多數人身上呢？

羅賓斯提出的痛苦與快樂法，真的讓我大開眼界。多數人的想法是：

如果能達到目標，我就會開心。
如果不行，我就會難過。

但其實不是這樣，我們必須更瞭解痛苦與快樂。

未達到目標會不會感到快樂？
　　　　　　　　　　會。
達到目標會不會感到痛苦？
　　　　　　　　　　會。
以上需要好好討論。

未達到目標的快樂

多數人的新年新希望都撐不過一月一號的大學美式足球盃

賽。很多人都說要戒酒戒甜食，但玫瑰盃才打到半場，就喝了一堆也吃了一堆。

　　沒錯，幾個小時以前，這個人還是自律的表率呢，是社會中禁慾的典範呢！很多人都沒想過以下這件事實：

　　未達到目標的快樂可多了，你想想看就知道。

　　如果我要你1個月每天挨餓並訓練12小時，你知道這樣會非常痛苦。

　　吃點心很爽，糖果很好吃，吃派讓我感到開心，蛋糕讓我想到婚禮和生日，坐著看喜劇很有趣。

　　不堅持目標的感覺其實非常好，好到讓多數人都會選擇不堅持目標。

　　幫助他人達成和奧運一樣為期4年的目標時，我會盡可能清楚地問問題，希望得到最誠實的回答：

　　如果無法入選或奪牌，會得到怎樣的快樂或喜悅呢？

　　通常答案都是：「沒有。」

　　但真的是這樣嗎？

　　我的工作就是講故事。你的伴侶會相當厭倦你的旅遊和訓練計畫；愛人和被愛都很快樂；不坐在爛旅館和爛機場比坐在裡面好多了。

　　最難的是這個：在4年旅途的第一天，就承認自己可能會積

極追求一些比嚴格飲食和嚴格訓練更好玩的事物。

　　我們在長大的過程中，都認識很多想當舞者、歌手、藝術家、運動員的人，而這些人都會做讓他們更快樂的事情。

　　關鍵在於：開放且誠實地討論那些達成目標的阻礙，似乎更能讓人繼續走在正確的道路上。

　　就好像你警告朋友眼前的十字路口很危險，然後很多年後，他感謝你當時「救了他一命」。

　　我們的大腦似乎就是這樣運作的；一些小小的警告，能讓我們更注意即將到來的危險。

　　放棄任何事物之前，請先想想你放棄的到底是什麼。

達到目標的痛苦

　　什麼？達到目標也會痛苦？

　　等一下，輔導員和朋友們，這是我的目標耶！獲獎或成為第一名的時候，我的夢想不都成真了嗎？

　　對，沒錯，你其中一個夢想成真了。

　　但是，很多你想要的東西一定都沒有做到。如果你高中畢業後選擇直接結婚生子（這樣真的不錯），你可能會發現自己成為芭蕾舞者或職棒選手的夢想被迫終止。如果你選擇努力成為運動員，或需要大量體力的職業（舞蹈或特種部隊等等），你可能會發現，自己會有很長一段時間不能好好享受週末、派對、以及舒服的生活。

　　達到目標時，有人就會在同一時間問你明年的目標，或是下

一場比賽、下一場表演之類的。達到目標時，你會提升到一個新的檔次，遇到全新的一批人，這些人和你一樣專注，一樣執著於下一次的成功。

坦白說，這是一種痛苦。

沒錯，要人們去思考達到目標的痛苦似乎很奇怪，但真的很有幫助。

這樣想會有幫助：「我可能必須放棄這些（邊解釋邊把手張很開，表示很多東西），但是達成目標後，我可以再回來做這些事情。」

為了我的目標，我好多年沒有夜生活、沒有參加派對，我可能是1970年代末期唯一沒去過夜店的成人。現在，我當然可以每天都聽比吉斯（Bee Gees）和唐娜‧桑默（Donna Summer）的歌。

我沒有真的聽，但我大可以這麼做。

設定目標時，若能記得這點會很有幫助：完成目標後我能做很多事。

但是，我現在選擇做這件事，而我也接受自己必須放棄很多其他事情。

要好好抉擇。

未達到目標的痛苦

這再明顯不過了吧？

不盡然。

巧妙利用未達到目標的痛苦，似乎是我激發他人鬥志的最佳利器。

幾年前我和一位胸懷大志的年輕人，坐在奧蘭多的一間小咖啡廳。跟他分享這個痛苦與快樂的概念過程中，我學到很多引導他人的技巧。

未達成目標的痛苦，讓他放下當天的早餐，整個人滿腔熱血與憤怒。他不顧冷掉的鬆餅，一直抱怨一件事：

他的前女友可能是對的！

激起他情緒的，是失敗的痛苦。他之所以能夠早起、早餐吃蛋和蔬菜、做重量訓練、工作、然後回家訓練，就是來自一個痛苦的回憶：他曾經在追求其他偉大目標時失敗，接著前女友叫他滾出去。

對失敗的厭惡，確實是把人推向正確道路的一大利器。

要激勵這個年輕人相對簡單。只要他無法堅持訓練狀況或簡樸生活，我只要淡淡地說：「好吧，我是沒差啦，只是突然想到你前女友的決定是對的。」

對，我就是個混蛋。

被我這樣說過幾次以後（其實也沒有很常，多虧他的努力），他知道我什麼時候會講這句話，所以都會說：「我知道你要說什麼。」

倒也沒什麼關係，反正這句話很實在，而且每次都有用。

痛苦是一個絕佳的利器，阿基米德曾說，只要給他一個支點，他就能舉起地球，而在目標設定這方面來說，阿基米德這位人生導師是對的。

失敗通常是成就冠軍的基石。痛苦帶給我們教訓，也讓我們做出改變。

不要覺得痛苦很健康、很開心、很美好；不過，這是事實。

學會操弄害怕的恐懼，讓我覺得很可怕。

不過我會說，我正在帶領我的運動員或客戶，脫離可怕的長期痛苦。

我不是什麼英雄，但以上所述，確實是目標設定的真相。

達到目標的快樂

終於！

也許聽起來會有點奇怪，但面對「達到這個目標有什麼好處？」這個問題，多數人都會回答：

會很酷！

會很棒！

「棒」和「酷」在夜深之前都很棒，但這些回答無法激起該有的想像。我常常希望能回到過去，跟小時候的自己說，所有的犧牲和苦難（身體、心理、情緒各方面都一樣），在努力和成就的襯托之下，都顯得微不足道。

穿著校隊或國家隊制服的感覺，比想像中好很多；贏得勝利時面對到的鏡頭，讓訓練時的每一下深蹲都值得。為了尤里‧弗拉索夫（Yuri Vaslov）*所謂的「勝利的白色時光」，每天活在刀

---

* 　編注：俄羅斯傳奇舉重選手，曾獲得包括1960年羅馬奧運90公斤級舉重金牌在內的國際舉重冠軍。

口上都值得。

這樣不是很酷也很棒嗎？

沒錯，現在請你想想：多數人並未想清楚達到目標真正的美好與快樂。真正的美好與快樂並非只是穿著泳裝，而是穿著泳裝昂首闊步；是受邀至企業演講你的心路歷程；是搭乘頭等艙、加長禮車、優先座位；是你到國外都能聽到有人大喊你的名字。

達成目標幾年後，即使只是在清理車庫或做些日常事務，你還是會發現自己在偷笑。

我就是這樣。

我試著讓人們「先想好」達成目標的情景，我要他們擁有更豐富、更深層、更鮮活的記憶，關於歡樂、喜悅、榮耀的記憶。我要他們達成目標的經驗非常甜美、熱情、多采多姿，讓所有的阻礙、痛苦、苦難在他們達成目標後都相形失色。

你可以盡量想像達成目標之後的快樂。目標並非一蹴可幾，如同一首關於諾亞方舟的詩所說：「還很久遠，主啊，還很久遠」，但最後總會發現寶藏。

請努力追尋寶藏。

9

都柏林笑話

目標設定這個主題，有一個我很喜歡的重點，可以用以下這個常見的笑話來說明。

有一個人開車駛在愛爾蘭郊區。他迷路了，搞不清楚蜿蜒複雜的鄉間小路通往何處。

他把車停下來，問了路人一個簡單的問題：

「不好意思，請問你會怎麼去都柏林呢？」

那個人回答：

「呃，我不會從這裡開始。」

如果你去過愛爾蘭（我認為所有人都應該去），愛爾蘭人對語言的熱愛，會令你印象深刻。「呃，我不會從這裡開始」這句話富有詩意、哲理、趣味，而且也非常真實。

我聽到多數人的目標時，常常覺得自己就跟那個路人一樣。我常常會想，你為什麼會從這裡開始呢？

　　亞瑟・德瓦尼（Art De Vany）*對於減脂的偉大見解，是「一開始就不應該變胖」，這點完全正確，雖然有那麼一點殘忍。不過我們都知道，真相總是傷人。

　　以目標設定而言，12歲時擬定目標來準備考進法學院或醫學院相當容易，畢竟你會有很多機會和動力；但如果你30歲才就讀法學院的夜間部，同時有全職工作，還要顧家，那就會非常困難了。

　　請注意：我不是說你達不到目標，我自己也不喜歡這樣說。但是，我不會從這裡開始。

　　中小學教育的重要在此顯露無遺，讓你未來的路更好走一些。一個人的「青春期」越接近尾聲時，毒品、酒精、開趴帶來的傷害，就變得越來越難對付。

　　現在試著減50磅，比幾年後必須減60磅更容易，這點我們都知道。

　　不過就和很多真相一樣，這是令人難過的真相。

　　要盡早教導孩子目標設定的重要。

　　如果你剛好有個目標，很棒。

　　現在開始！不要等到你完全迷失才開始。

---

* 　編注：美國經濟學家，並熱衷於以古人的方式飲食與鍛鍊。

出席

我在1966年曾經寫過我的三點成功公式：

1. 出席。
2. 不放棄。
3. 問問題。

我很想說這是我發明的，但和人生中任何珍貴的事物一樣，我都是從人家那邊得到的。參加我兄弟菲爾的葬禮那天，我得到了這個當頭棒喝。《舊金山紀事報》（The San Francisco Chronicle）刊登了一篇麗茲‧強森為他寫的訃聞，內容包括菲爾這個人，以及他志願服務的事蹟。

她寫道：

「菲爾的死和火災帶來的創傷有多大關係，沒人知道。不過，很多人沒辦法想像沒有菲爾的天堂。一部分的原因是菲爾太好騙了，他什麼都願意去做，包括在高中美式足球比賽的售票窗

口收錢、為了春季芭蕾舞表演而把頭髮染成銀色、自願付出他的
時間、車子、以及電影收藏。菲爾說，他之所以願意做這些事，
是因為他很愛他的家鄉。他還是會碎碎念、還是會抱怨，讓你知
道他畢竟還是作出了犧牲，但他總是會出席。如果你真的熱愛某
件事物，你一定會跟進的。菲爾對這點深信不疑。」

全文請參考：

https://www.sfchronicle.com/california-wildfires/article/He-tried-to-make-Paradise-
allits-name-14026656.php

　　我家鄉的人都勇於出席。只要國家有需要，他們都會自願站
出來；街坊鄰居的事就是我們所有人的事。

　　我敢說我一半的勝利都是因為我「出席」並參賽。

　　關於「出席」，用說的很簡單，要貼文或製作相關的迷因也
很簡單，但在真實生活可能很難。出席代表你必須離開舒服的
床，和我跟我朋友一樣，整天推、拉、搬一大堆東西上下樓。早
在《阿呆與阿瓜》（Dumb and Dumber）這部電影上映之前，我
跟克里斯就曾經戲稱我們是阿呆與阿瓜搬家公司了。

　　你出席，朋友會出席，家人都會出席。

　　如果你和我兄弟菲爾一樣，那你去世的時候，會有上千人出
席陪你走完最後一程。

　　因為好人就是會出席。

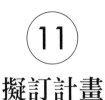

擬訂計畫

幾年前我在參觀愛爾蘭一個引人入勝的考古遺址時，響導問我有沒有讀過《豺狼人的信條》（The Gnolls Credo）這本書。

沒有……然後豺狼人是什麼？

喬許・史坦頓（Josh Stanton）的這本書讓我們認識這些半土狼半人類的豺狼人。這本書很有意思，但真正的目的是總結這些豺狼人的成功哲學。那位響導，用聰明又簡單的方法，總結了這本書：

擬定打獵計畫。

打獵。

討論打獵過程。

書中內容當然更多更詳細，但對於想開始全新飲食或訓練計畫的人而言，重點應該很清楚了：

計畫。

實作。

現在……討論內容，讓它更完美。

這是多數人會犯的錯誤。對大多數人來說，中間那一項最困難……就是實作！我們都參加過一些派對，裡面有各式各樣的專家，包括健身、飲食、政治、職業運動、還有各種全球議題的專家。大家對什麼都有自己的看法，而我們也知道，看法這種東西誰都有，但光說不練也沒用。

任何健身、健康、飲食、長壽的方法，都有無數種計畫。這些計畫常常彼此衝突，但我一點也不感到困擾，反而能在這些衝突中得到一些靈感。

關鍵就是執行計畫。不管是兩週還是六週，執行就對了。

如果剛好有空檔，就重新檢視、討論這些計畫。看看有沒有什麼限制和問題，說真的，你可能還真的找不到！

飲食計畫產生180度的轉變也沒問題。事實上，你的身體似乎對改變特別情有獨鍾，還可能很沉醉於這樣的改變。有時候改變計畫真的很有用，但你得先執行計畫！

我內心的尤達大師告訴我，我們只有「做或不做，沒有試試看的空間」。

做就對了！

⑫
別人只把他們認為你想聽的告訴你

從我有印象以來，就一直和人類合作。人類真的是很有趣的物種，我們能做到很多神奇的事，例如潛水到海洋最深處、以及爬上世界最高峰。

我們並不是每天都會到處探險、治癒疾病、或是舉起獎盃。當然，我們都有屬於自己的輝煌時刻，但也有不如意的日子、不如意的一週。

或是不如意的幾個月、甚至幾十年。

與客戶合作設定目標時，我的耳朵似乎都會出問題：很多人都有極為崇高的目標，但幾乎沒有人能達到。

我花了好幾年才明白這點，而與鏡子快速討論後，讓我更加瞭解這個難題。

我還記得小時候媽媽問我有沒有寫功課、該做的事情做完沒、基本的服儀和衛生有沒有做好的時候，我都會說……

「有！做好了！」

其實我跑出去玩的時候，這些事情根本都還沒做，我只是講出媽媽想聽的答案而已。身為家裡6個小孩中的么子，這招根本

沒用，媽媽總是知道真相。

你問你的健身客戶「目標是什麼？」的時候，總會得到完美的答案。

「我要減重、我要再次開始每天運動、我真的很想重新擁有苗條的身材。」

嗯……那是因為這些是他們認為我想聽到的答案。評估客戶的時候我都會問很多問題，我會努力把他們拉回「現實」。不過現實通常很殘酷。

「你每天都有吃各種顏色的蔬菜嗎？」

我還得加上「各種顏色」這個條件，因為多數人覺得馬鈴薯片和玉米片也算蔬菜。答案通常是「有！我有！」

「你每天都有運動半小時嗎？」

「有！我有！」

真糟糕，我幫不了你，因為我就是要你每天吃蔬菜然後運動半小時。真抱歉，我幫不了你。

通常這樣就會讓人們說出更接近真實情況的話，我們往往會聽到尾音拉很長的「呃……」

我們終於要聽到真相了。

通常真相都是：你看到眼前這個人了嗎？他不是我。

我們在適能、健康、和長壽上的旅途就從這裡開始：如果我不是我，我該如何重新找到「我」呢？

瞭解這點以後，我們就可以展開旅途了。

⑬

適能（Fit）

「適能」（Fit）這個形容詞，可能是被最多人誤解的一個字，尤其是當作體能（fitness）來使用的時候。但是每一道線索，都告訴了我們它真正的意義：它是由許多拼圖拼湊而成的！。

「適能」一詞源自古北歐語的「編織」（knit）。在我看來，這就是我們有特定飲食習慣，並且認真運動和睡覺的關鍵原因。

一個經過編織的人，會反映出傳統西方文明的理想：人是由身體、心理、以及靈魂所組成的。

我的好朋友喬‧科米爾（Joe Courmier）告訴我，人生就像掛毯，我們把所有神奇的線組成美妙的掛毯，所有人的成品都有自己不甚滿意的線。如果我們也有世間罕有的一組美好、無私奉獻的線，那就再好不過了。

優良的編織才能造就好的掛毯；優良的編織才能造就好人。

我一直認為一個「適能良好」的人，表示他能把工作做好，同時是一位很棒的鄰居和家人，而且還能有時間吃得好，並維持適當的體脂率。

如果你的小孩討厭你，你的狗在你進家門的時候會跑掉，不

過你有六塊精實的腹肌，那很好；但我不確定你是否符合我所謂「適能良好」的定義。

　　達爾文告訴我們，適能是完成任務的能力。如果你的任務是整天在電腦前面工作，你不用太好的體能就一定可以完成；但如果任務是把沙發搬上好幾層樓，規則就不一樣了。

　　如果你是游泳選手，你的適能指標就是時間。

　　如果你為人父母，指標就又不一樣。

　　「適能」會隨情況改變。

　　請成為你朋友遇到緊急危難時會找的人，或是他要把沙發搬上樓時會找的人。

　　請提升適能、保持適能、讓衣服合穿、準備好打鬥、如小提琴般行雲流水、如手套般廣納事物、維持良好身材、達到你的目標、讓你的生活和國王一樣好。

　　盡可能保持最好的狀態，讓自己一直都具備完成任務的適能。請妥善編織自己。

⑭

絕不失敗，除非你真的失敗

　　我不喜歡講以下這個故事。雖然是有趣的故事，但我不喜歡。開始囉。

　　德州阿靈頓有很多投擲類選手，我哥哥蓋瑞也是選手之一，我們在全國五項全能大賽（National Weight Pentathlon Championships）出賽時，會有很多人幫我們加油。

　　我經歷的訓練不僅讓我準備好打破全國紀錄，我也非常確定能打破世界紀錄。我在一些較弱的項目（標槍和鏈球）一直有進步（五項全能的項目包括鏈球、鐵餅、鉛球、標槍、和35磅鏈球擲遠），而我在高地運動會上的成就，也讓我有很多在大太陽下競賽數小時的經驗。

　　我在第一個項目鏈球的表現比計畫中更好，接下來的鐵餅是我的強項，那時候我覺得自己穩贏，而且重點是：我就是知道我的表現會一項比一項好。

　　我們有一種所謂「火燙」的狀況。

　　我的狀況超火燙。

　　我在鐵餅項目的輕鬆暖身，贏得現場觀眾一片叫好。

進到投擲區準備第一次投擲時，我感覺非常好。

我走到投擲區的後面，吐一口氣，帶著微笑準備投擲，然後……

「你那個三明治是哪裡買的？」

「每個工作人員都有午餐呀！」

「你那是起司三明治嗎？」

「對，我拿到的是起司三明治。」

我太太注意到了，我往後退並搖搖頭。天啊！他們在講起司三明治！這兩位裁判在投擲區的兩邊跟對方講話，然後我人就在他們中間。

各位，我曾經遇過對手批評我的學校和我的比賽；我曾經遇過一個人在比賽時說我老婆是賤人，而他在下一回合付出很大的代價；我在比賽中曾經遇過暴風雪、太平洋風暴、閃電延後比賽、天黑，可以說一位投擲選手會遇到的自然現象我都遇過。

但我從來沒有遇過起司三明治，或是說，從來沒遇過吃不到起司三明治的狀況。

他們就這樣一直講，我真的受到影響。當天鐵餅成績慘不忍睹，我幾乎每次投擲都不合格。

唯一值得一提的地方是，比賽主辦人告訴我（我相信他是好意）我是首位得到超過4,000分還輸掉比賽的人。我至少還是一位鏈球專家。

恭喜我吧！

我討厭這個故事。它給了我一些很好的教訓，而我把這些教訓擴張成一整份訓練計畫（細節可以參考我的《Now What?》一

書），但這個故事最關鍵的教訓是：

人都可能是無知的。

無知和笨不一樣，無知代表一個人會忽略事情，例如別人在表演時應該保持安靜。

不久之後，楊百翰大學舉辦了一場成人組比賽。我到現在還是不懂，為什麼有些比賽專門辦給成人，有些比賽專門辦給中壯年，反正我就是一個鐵餅選手。

我不喜歡楊百翰大學，很抱歉。所有人都知道這點，可能是因為我很常說吧。

這場比賽投擲區的裁判，也認為自己同時是喜劇演員和社會評論員。只要有選手走進投擲區，他就會試著搞笑。我進去準備第一次投擲時，他開了一個自以為好笑的「玩笑」：

「你就想像希拉蕊・柯林頓（Hillary Clinton）的臉在場地中間就好。」

我確定他以為我身為一個來自猶他州的白人中年男性，就一定會跟他有一樣的政治立場，也會一樣厭女。

我才沒有。

我朋友注意到我的動作停了下來，看著那個裁判請他閉嘴，然後開始投擲。

超遠。

我自己學會了忽略無知。

失敗是很棒的老師，比成功教會我更多東西，只是我很討厭失敗。

我也討厭起司三明治。

第二部

人生教訓——
有些很殘酷，但全都很真實

⑮

寫履歷還是寫悼詞

最近發生一件怪事：我收到一封索要我履歷的電子郵件，而當天我正準備要在我兄弟的葬禮發表演說。

這不是什麼新鮮事，很多在我之前的聰明人都討論過這點，但我沒辦法忽略這個現實。我們在生命中會有兩種文件：

履歷
悼詞

履歷是很神奇的幾張紙，能告訴全世界你可以勝任螺帽工廠經理的職位。接著你取得工作、坐在辦公室、辛苦工作、然後最重要的是，你沒有去坐牢。

很棒！你從沒坐過牢！

「悼詞」（eulogy）字面上的意思就是「好的故事」。在一份悼詞中，大家可能會緬懷你的大學學位、工作、和委員會的職位。他們所談的內容，都是你出席、幫助他人、以及解決問題的事情。

　　在我兄弟的葬禮上，一個親戚珍說了：「我要更積極」這五個字。珍用這五個字說出我兄弟菲爾的葬禮對她的影響。

　　我要更積極。

　　出席並解決問題不會寫在履歷上。

　　但會出現在悼詞裡。

　　履歷很適合拿來甩在桌上，告訴別人你適合一個職位。

　　悼詞則告訴全世界，為什麼大家要永遠記得你。

　　兩個當然都要花心思，但你要知道哪一個比較重要。

⑯
先吃最大最醜的蟾蜍

我太太蒂芬妮是一位聯邦探員和哲學家，她常常提醒我：

「如果你必須吃一盤蟾蜍，先吃最大最醜的那隻，這樣其他幾隻就不會這麼恐怖了。」

鄭重聲明，我們不會吃蟾蜍。

可是……

當然，這段話的重點就是，如果你有一堆困難任務要做，先做最可怕的那個，我當管理者的時候就奉行這點。有一次我在開會時遇到一位女性，她告訴我如果我在早上8點45分打電話，她就會有麻煩。

我早上8點30就到辦公室，然後把該開的東西都打開，回覆語音信箱（那時候的人都還會回覆語音信箱），檢查我的待辦事項，並圈出那隻最大最醜的蟾蜍。我的一天就從解決醜陋的蟾蜍開始。

早上9點以後，我就能整天開開心心度過，因為所有糟糕、醜陋、野蠻的事情都解決了。接下來我就會看看該月的待辦事項，然後整天都做我認為行政人員最關鍵的任務：到處遊蕩。

　　我會去別人的辦公室拜訪，試著從他們的角度來看看問題；我會到影印機附近看看，下次怎樣把事情做得更好。我的管理方式，就是從別人的角度來瞭解他們、瞭解問題。

　　如果待在我高高在上的辦公室，我幾乎總會對實際的問題產生誤判。實際的場域中，會有很多蟾蜍到處跑跳，把所有的事情都打亂。

　　隔天回到辦公室時，我會拿起電話然後開始處理最大、最醜的蟾蜍。

　　訓練的時候，先做你討厭的項目。通常多數人最討厭的就是腿部訓練，像是前蹲舉。財務規劃方面，最令人討厭的通常是誠實面對債務。

　　找出最大隻的蟾蜍。

　　然後……把牠們吃掉。

⑰

現在吃什麼不重要，
重要的是以前吃了什麼

　　我幾乎沒有哪天不會聽到飲食、食物、或營養的相關資訊。「他們」都會在電視上宣稱某個補給品多厲害；或是有證據顯示這個很低或那個很高可以「燃燒脂肪」。當然，也有人會告訴我，他要去執行這種飲食或那種神奇方法，來減去多餘的脂肪。

　　「要去。」

　　我媽最討厭聽到這兩個字，例如：「我要去做這個了」、「我要去做那個了」。雖然我媽不是經過認證的哲學家，但她的見解都很深刻：你要去做什麼不重要，重要的是你正在做什麼。

　　遺憾的是，對某些人來說，重要的是你做過什麼。

　　我最近聽到一種說法：你就是你人生中各種選擇的總和。有些時候，我聽到這個說法的時候會想：「你知道，我做得不錯。」

　　當然，深入一點思考後，有時候我真希望《法櫃奇兵》（Indiana Jones）裡面的騎士可以在我身邊告訴我：「選擇要聰明點。」我偶爾也會做出糟糕的選擇，我也做過一些愚蠢的決定。

　　所有私人教練大部分的客戶都有一個要求：減重。我真的已經很懶得吐槽了，減重超簡單好嗎？把你一條腿砍下來就好。

　　結案！

　　大家都要減脂。我說過，套一句亞瑟・德瓦尼的話，減脂最簡單的辦法就是：「一開始就不應該變胖。」

　　問他問題的人聽到這句話，應該會想殺了他。

　　但這是最真切的事實：你要去吃什麼不重要，重要的是你以前吃了什麼。

　　各位家長，請訓練你的孩子多吃家裡煮的食物，食材務必優質，要有滿滿的蔬菜、適量的蛋白質、還有愛。盡可能讓他們在不受打擾的情況下，和家人一起吃飯。若要讓食物更美味，請教導他們加入草本佐料和香料，不要油炸和加糖。他們上大學後，不要幫他們付錢買披薩或啤酒當宵夜。請全心全意阻止他們在大一就增重15磅甚至40磅。

　　如果你和很多人跟我說過的情況一樣，有一天突然「起床後發現自己很胖」，你就必須在廚房開始你的戰場。減脂都會發生在廚房，也許你必須禁食、吃很多蔬菜、以及展開肌力訓練計畫。

　　這些就是我們要去做的事。

⑱

模擬感恩節

　　我很喜歡節日和派對，以及相關的一切。我都會早早完成耶誕節的布置，也很喜歡假日的各種慶典和遊行。我們全家每年都會一起去耶魯節（Yuletide）的火車旅行，喝著熱可可，把握機會，享受快樂時光。

　　面對假日的壓力，我們幾年前學到很重要的一課：不一定要在指定的日期慶祝。有些已婚的家人，他們的假期都是不斷趕場，一下在祖母家，一下去別人家，然後又去別人家；他們開著同一部車到處跑，一直遲到一直落後。

　　真快樂啊！

　　打這些字的壓力讓我很困擾。幾年前開始，我們就不過很多重要節日。我們很喜歡感恩節，以及沒有壓力，輕鬆舒服進行其他相關活動的感覺。我們一年會多次邀請親朋好友來「模擬感恩節」。時間可以是一年中的任何時候，我們會烤火雞、吃很多蔬菜、好好暢飲一番。

　　如果我們忘記任何事物也沒關係，畢竟只是模擬。

　　就算不能出席也沒人會介意，因為我們都知道只是模擬。

我們尤其感恩的是，這樣一來就不會有人需要臨時離開。

令我很沮喪的是，我發現好像沒有其他人跟我們一樣模擬感恩節。太不可思議了！

家人開始有人結婚以後，我們家的耶誕節傳統很快就融入了親家的耶誕節傳統。

這樣很棒！但時間也很難安排。

所以，我們發明了我們自己的耶誕節：

聖誕亞當（Christmas Adam）。

日期就落在聖誕夜（與聖誕夏娃〔Christmas Eve〕同字）的前一天。這樣懂嗎？亞當（Adam）在夏娃（Eve）前面？

好處是什麼？那天晚上大家都不會安排事情，大家都有空，而且沒人有這樣的傳統。大家的時間安排都不衝突，所以參加派對的人也都不會有衝突。

我只要找到機會就會慶祝。人生有時候很悲慘，我們都會經歷人生困難的部分。但不管事情怎麼發展，只要想到快樂的聚會，我就能繼續向前走。

我不用等傳統假期（以及傳統假期帶來的混亂）到來，才能跟親朋好友聚會。

我們會盡可能常常發明各種聚會，這是一種很棒的模擬。

⑲
正念或盲目的習慣

　　我一輩子都在重訓室和運動場訓練別人。同時，我也曾站在講台上教授神學、宗教研究、和宗教教育。執教和宗教似乎有很多地方可以互相呼應，尤其是自由意志。

　　幾乎所有人都認為，只要自己願意，就能突然打開絕對專注自律的開關。在任何一場派對，如果你認真聽，隨時都能聽到很多人，可以讓人生產生180度的大轉變。或者，如同我的助理教練曾說：「我們必須有徹底的360度大轉變。」

　　我不確定他知不知道自己最後會在哪裡。

　　我們絕對可以在歷史上找到一些人，用自己的意志達到這種成就，只是我不常看到。很多時候，我們會聽到有人必須跌落谷底才能翻身。也許如果只有死亡或運動這兩個選擇，確實會有人開始運動。不過，對大多數人而言，改變人生方向，可不像開關電燈那麼簡單。

　　雖然我很認同自由意志（也就是選擇的能力，就算只是自以為有辦法選擇也一樣），我不認為有多少人可以召喚足夠的自由意志，來達到180度的轉變。請注意：我知道我沒辦法，因此我

做事都依賴兩件事：

習慣
社群

拉爾夫‧毛宏教練在1977年告訴我要「讓自己成為好習慣的奴僕」。我也許過度解釋了，但我清楚知道：我們在無心的情況下，所做的每一件事都是習慣。

我只是試著讓自己在無心的狀況下都做好事。

購物清單和菜單，會比電視上那些宣稱能減脂的產品更有益於你的健康。把類似的東西放在同一個櫃子，可以讓你每天省下很多時間。我會在車上放牙線棒，去健身房的路上都會心用。這是一個無心的習慣，但我的牙醫師每次都稱讚我。

如果一個人真的是5位最好朋友的總和，也許我們就該花時間去尋找非常善良、成功、和健康的好朋友。我會邀請來自各地的人和我一起訓練。人類是群聚的動物，而處在社群中的我們，似乎表現得最好。

我提供訓練、體驗、和執教的場地。大家會來我的場地，這也會讓我走出房門訓練。讓我執行體能訓練的，不是我的自由意志，而是來找我的那些人。

如果你要讓人生產生180度的轉變，就要重新思考早上和晚上的儀式（也就是你最重要的習慣），並邀請全世界來幫你達成目標。這個方法很有效。

⑳

被鴨子啄死

　　我太太蒂芬妮對於為人父母，有一個很有趣的說法：「為人父母就像被鴨子啄死一樣。」我女兒凱莉肯定不喜歡這個說法，但她的手機鈴聲是「呱呱呱⋯⋯呱呱呱」。

　　與中小學孩子共度早晨的經驗，真的必須體驗過才知道。不管我再怎麼準備都沒有用。就算我前一天晚上先用慢煮鍋準備早餐、先把衣服攤出來（當然是制服）、把書包整理好、行程先規劃好，全部都沒用。

　　每天都會有突發狀況：自然課報告、書還沒讀完、或「我們要12塊零錢來做報告」。

　　把孩子送到學校的時候，我都覺得心很累。每天我都努力讓早晨過得更順利，但這些鴨子每天都能找到新的地方來啄。

　　老實說，我們做得很不錯。我們都會準備菜單、待辦事項清單、每週清單、每月清單、購物清單，讓事情不要那麼瘋狂。其實也不能說不瘋狂，但一天一天、一月一月、一年一年過去，一切都還是很順利。

　　有時候你必須思考你的人生，然後問一個大問題：「我的鴨

子是什麼？」

　　有沒有什麼東西很惱人，會吃掉你大部分的腦容量？也許不只是孩子，可能是債務、健康、喪失、害怕、或其他百萬種可能的選項。

　　我的建議是什麼呢？首先，花點時間找出在啄你的東西是什麼。如果是債務，就請拿出紙筆寫下你的債務狀況，並回想這一切是怎麼造成的。看看這些數字，然後好好思考。

　　我認為，大家都低估了思考的重要。

　　我們在幾年前用的一個好方法，就是先找出金額最低的負債，把它付清。然後如果可以，再把次低的債務付清。如果不需要某樣事物，就讓它去吧，也就是把它賣掉，啊就算是送人也可以啦！如果你的車都放在車庫不開，你還必須花時間、金錢、和心力去照顧它，心想著總有一天會用到，那麼，這就是一隻又大又老的鴨子。

　　你的鄰居也會覺得把它處理掉比較好。

　　鴨子。

　　把它認出來、貼上標籤、大聲說出來。

　　稍微想想辦法，讓一切事物井然有序。

㉑
循環

在我的生涯中，我不斷發現一個與訓練相關的基本原則：一切都有效。

應該這麼說，一切都能有效大約6週。我的朋友丹・馬丁（Dan Martin）叫我「43先生」，因為大約6週（42天）之後，再怎麼厲害的課表、計畫、飲食、和想法，似乎都會突然失效。

重點是：聰明人都明白這點。

多年前，馬蒂・蓋勒（Marty Gallagher）*就認為，健美式1日6餐的飲食方法是正確的。不過，2000年左右很流行的戰士飲食，這種1日1餐的概念，也相當有效。到底要選哪一個呢？小孩子才做選擇。馬蒂建議選其中一個先執行幾個月，然後再換成另一個。好好享受吧。

奇怪的是，身體似乎很愛禁食，也很愛大餐。宗教告訴我們：「先禁食才能吃大餐」，但交替進行似乎總會帶來好效果。

---

*　編注：舉重界大師級人物，多次拿下世界級舉重冠軍，並曾出版與撰寫超過1000篇訓練相關文章，代表作品《*Strong Medicine*》。

　　萊爾・麥當勞（Lyle McDonald）是最偉大的營養學專家之一，他幾年前教我他發明的循環生酮飲食（Cyclical Ketogenic Diet）。我執行了一段時間，也讓我幾位優秀的投擲運動選手練習。循環生酮飲食，就是5天零碳或低碳，接著2天提高碳量。

　　這些選手在體內沒有碳水的情況下，競賽表現真的很棒。這種飲食讓他們變得易怒、躁動、準備大顯身手。有趣的是，這種心態非常適合鉛球、鏈球、鐵餅、和高地運動會。比賽結束後，享用披薩和啤酒，讓他們重新享受人生，並且只想要擁抱。

　　這時候的心態當然不適合投擲運動！

　　最近我迷上了伐特・朗哥（Valter Longo）*所創的一個月禁食計畫：仿禁食飲食（Fast Mimicking Diet）。連續幾天的時間，我只吃堅果、橄欖、和蔬菜。我攝取的熱量很低，讓身體把自己打亂然後重建（自噬），每天只攝取800大卡，而且幾乎沒有蛋白質。幾天後，我的肚子明顯變小、皮膚看起來更好、褲子也變鬆。時間只有3到5天，但是很神奇的是，效果竟然會持續下去，甚至還會越來越顯著！

　　仿禁食飲食確實非常有效，但機制可能只是身體喜歡改變而已。我在寫作生涯的初期，就開始建議要根據季節來訓練。以下是重點整理：

- 冬天：做很重、練很累、回家。

---

*　編注：以科學化方式研究長壽飲食的美國科學家，著有《長壽健康飲食法》（*La Dieta Della Longevita*）。

- 春天：盡量出門玩樂，享受好空氣。
- 夏天：游泳、騎車、跑步、遊玩，享受太陽！
- 秋天：該回學校執行嚴格的訓練計劃了。

換句話說，有時候要在健身房努力訓練，有時候要出去玩。飲食方面，有時候你要吃很多蔬菜，有時候要多吃蛋白質。偶爾做些改變，好好體驗各式各樣的飲食和運動計畫。

你的健康和適能會有所改善。

平面訓練

我不確定，自己是否能對任何事物提出謙虛的見解，但我認為很多訓練計畫在實際應用情境下，都會立刻顯現出很大的缺陷。很多計畫都有不足之處，但只要你能看出來，就很難不去注意到，就好像你原本以為自己看到的是錯覺，但最終你實際上看到的是一個獎盃，或一隻狗之類的。

一般訓練計畫最大的 2 個不足之處，就是正統的深蹲（不是身體彎成手風琴那種），和任何形式的負重行走。如果不做這 2 種動作，在日常活動（像是長時間健行）的休息時間，就會明顯感覺到負面影響。如果你從來不練負重行走，你在爬喜馬拉雅山的時候，或者幫你朋友搬家的時候，就會付出很高的代價。

對許多與我合作的訓練者而言，在訓練計畫中加上酒杯式深蹲和負重行走，已讓他們的表現產生決定性的改變。

因此，請做深蹲和負重行走。

但是，很多人常常忽略一個更細微的議題：他們的訓練缺乏「平面」（level）這個成分。我說的不是可爾姿（Curves）或諾德士（Nautilus）那種訓練，畢竟全程坐在椅子上，並繫上安全帶

的訓練方式，無法反映生活中多數的動作需求。

　　坐下來也是平面（level）的一種。我會用平面這個詞來描述一種動作型態，就是在地板上採取半跪姿、全跪姿、弓箭步姿勢，然後站起來，再朝各個方向移動的動作。你可以把平面想像成地殼（我在大學曾經輔修地理系，所以我偶爾喜歡炫耀我對地球的知識）。

　　有些動作（例如土耳其站立）會做到所有向上和向下的動作，但如果能在最上面的動作，再加上服務生行走（waiter's walk），幾乎就能讓我們在所有的平面面向移動。雖然土耳其站立是一個很棒的動作，但動態成分不夠，難以滿足所有的需求。

　　所以我喜歡在訓練過程中結合不同動作。幾十年來，我們一直使用重量加衝刺（lift-n-sprints）。以前我都把這個動作稱為李維諾夫（Litvinovs），但每次都要解釋實在覺得很累。不過，這種訓練模式在賽場上的效果非常好。

　　選擇一個髖絞鍊或深蹲動作，做10下，把重量放下，然後立刻衝刺。可以調整負荷和距離，但不要調整強度。教練只需要下一種指導語：

加油，加油，加油！！

　　使用雪橇來移動也是很有效的方法，前提是你不要笨到把重量放在雪橇的路徑上。每次看到別人不聽警告，把重量放在雪橇的路徑上，都覺得很好玩。我們把這個動作稱為重量加雪橇（lift-n-sleds）。

這些動作都很棒，但很多人的訓練場地並不大。以下這個訓練組合對身體的效果非常好：

8下酒杯式深蹲

推雪橇……適當距離就好，但20至40公尺蠻不錯的。

8下伏地挺身

從地板起身、回到地板、和改變平面時，你就會感受到這個訓練的威力。這個運動最多做5輪就好，但一開始先做少一點。

我的最高紀錄是20輪，也就是160下酒杯式深蹲、160下伏地挺身、還有400公尺的雪橇。累死了。

如果你訓練的空間不夠，沒辦法使用雪橇或衝刺，可以使用壺鈴擺盪＋酒杯式深蹲＋伏地挺身的搭配，效果也很好。我之前就寫過這個課表，但複習一下也不錯。

我最喜歡的是「人道波比」（humane burpee），這個名字來自丹・馬丁（Dan Martin），而我想不到更好的名字了。你當然可以調整難度，但一開始先做以下的基本範例。

請確實遵守酒杯式深蹲和伏地挺身的次數建議，我們希望人道波比過程中的動作次數逐漸遞減，才符合「人道」這個詞。

範例如下：

15下壺鈴擺盪

5下酒杯式深蹲

5下伏地挺身

15 下壺鈴擺盪

4 下酒杯式深蹲

4 下伏地挺身

15 下壺鈴擺盪

3 下酒杯式深蹲

3 下伏地挺身

15 下壺鈴擺盪

2 下酒杯式深蹲

2 下伏地挺身

15 下壺鈴擺盪

1 下酒杯式深蹲

1 下伏地挺身

　　這樣總共會做75下壺鈴擺盪、15下酒杯式深蹲、和15下伏地挺身，真正比較累的部分，似乎是伏地挺身的上上下下。中間我們多半不會休息，但如果你想休息也沒關係。

　　對於美式足球的季前準備而言，搭配槓鈴硬舉和熊爬是很棒的組合。

　　開始接受平面訓練之後，你會發現自己能很快理解到，多數人的訓練都缺乏平面訓練。平面訓練可以提升心率、增進體能、也反映運動和人生的真實情況。

　　請開始平面訓練。

㉓

用食物來節食

　　檢測「一般人」的時候，我會使用簡單的1–2–3–4評估法；運動員的檢測則比較不一樣，我只會問他：「你準備好了嗎？」毫無意外，這種檢測方法的書名就叫做《你準備好了嗎？》（*Can You Go?*）。

　　就這樣！

　　以下是針對一般大眾的檢測：

* 1：雙腳站立。
* 2：2項測量（體重不到或超過135公斤〔300磅〕，以及腰圍）。
* 3：我會問3個問題。
* 4：4個簡單的測試，雖然第一項（棒式）就會透露大部分的訊息。

3個問題裡面的第二個相當簡單：

你會吃各種顏色的蔬菜嗎？

當然，所有人的答案都是「會！」我們喜歡欺騙自己。這個問題會帶出一個有趣的議題：很多成年人常常無法吃蔬菜，因為他們的牙齒有問題。所以，你知道該怎麼辦了：

去看牙醫！使用牙線！（不管幾顆牙齒都一樣）

真心不騙。我每年去看3次牙醫，因為這就是建議的頻率。我每天使用牙線2次，因為本來就該這樣。我能夠吃蔬菜，因為我的牙齒很健康。我也可以用其他方式來問這個問題：

你的飲食像個大人嗎？

你吃得「乾淨」嗎？

你會準備菜單和購物清單嗎？

你會禁食嗎？

我曾在《Mass Made Simple》一書中寫道：

「聽好：請像個大人一樣飲食。不要再吃速食和小孩吃的麥片，就算你很想看你最愛的節目，只要還沒開始，就不要吃甜食和零食。然後，請不要裝傻，記得多吃蔬果。這樣有很難嗎？不要再抱怨，不要再找藉口。成熟點，不要再吃電視廣告裡那些東西。請長大。」

以上這段話，成為我最常被引用的一段話之一，而某種程度

上很多人都認同。當然也有人討厭這段話，但他們都能夠理解。

確實，如果每個人都有自己的菜單和購物清單，而且自己準備餐點的頻率，和看電視或上網一樣的話，我們就不需要討論那麼多關於適能與營養的問題了。

1984年的時候，我們奧運訓練中心的營養師告訴我們：「我真的不知道有什麼困難的，記得蛋白質、吃蔬菜、喝水就好。」

幾年後羅伯‧沃爾夫（Robb Wolf）*告訴我，良好運動表現的飲食關鍵是：

多吃纖維
多吃蛋白質
多吃魚油。

一樣，非常簡單。

「這樣有很難嗎？不要再抱怨，不要再找藉口。成熟點，不要再吃電視廣告裡那些東西。請長大。」

抱歉，這句話偶爾會從我心裡蹦出來。

我現在彷彿可以看到有人舉手說：「丹，可是我對X、Y、Z過敏。」

---

* 編注：知名健身教練以及舊石器時代營養專家，著有《風靡全美！舊石器時代健康法則》（*The Paleo Solution: The Original Human Diet*）。

那就不要吃這些食物。

不過，請看看這份美國肺臟協會（American Lung Association）的清單：

最容易過敏的食物：

花生

魚類

蛋

奶類

小麥

大豆

魚類和蛋讓我相當意外，但其他食物都很不天然，大概只和塑膠吸管一樣天然。

許多人攝取奶類和小麥時會有問題。我們在大學時曾學到，有95%的人口，攝取奶類和（或）小麥時會有問題，奶類特別不適合許多族群攝取。

相反地，艾爾森‧哈斯（Elson Haas）*博士在「心力與肌力」（Mind and Muscle Power）的一場訪談中，列出人體最能耐受的食物：

---

*　編注：提倡自然飲食法的醫學專家，著有《四季健康法》（*Staying Healthy With the Seasons*）等書。

人體最能耐受的食物：

　米飯

　梨子

　羊肉

　羽衣甘藍

　鮭魚（以及其他深海魚類，例如大比目魚和鰈魚）

　鱒魚

　火雞肉

　兔肉

　番薯

　蜂蜜

　哈斯博士也推薦甘藍、胡蘿蔔、白花椰菜、綠花椰菜、杏子、甜菜根、南瓜屬、橄欖、橄欖油、小紅莓、草本茶、以及木薯澱粉。

　我很快就看出這些食物的模式：人類似乎對加工較少的食物反應較好。

　最不容易過敏的食物清單和哈斯博士的建議，似乎和布萊德‧皮倫（Brad Pilon）在《好腹壞腹》（*Good Belly Bad Belly*）這本書中的建議相當。以下是微量營養素含量最高的食物清單：

最佳多酚食物：

黑巧克力

藍莓

橄欖（綠橄欖和黑橄欖）

黑加侖

李子

櫻桃

黑莓

丁香

榛果

山核桃

柳丁汁

紅酒

黑咖啡

其實種類也沒有太多，畢竟你也不會常聽到：「我要你一直吃巧克力和喝紅酒，直到你開始做體能訓練為止。」

我喜歡引用以前男性雜誌裡一篇神奇食物的文章，我把這個清單整理成我的「完美飲食」。我的完美飲食（正在申請專利）允許你每天吃任何食物，只要你先吃以下這些食物：2磅的鮭魚、12顆蛋、3把杏仁、1磅牛肉、和2大份真優格。只要先吃下這些食物，你想吃什麼都可以。祝你好運。

超級食物：

蛋

杏仁

鮭魚

優格

牛肉

橄欖油

水

咖啡

檢視這份清單的時候，你會發現有些食物會讓你「贏」。

要贏，就吃這些食物：

咖啡

水

鮭魚

木樨科食物

簡單重點整理：

盡量吃天然的食物。

多吃蛋白質和蔬菜。

喝水（還有咖啡和紅酒！）。

其實⋯⋯你早就知道了吧！

第三部

訓練以及人生之我見

⟨24⟩

流動智力與固定智力

　　1940年代，雷蒙・卡特爾（Raymond Cattell）*對人類思考方式，提出了獨到的見解，將智力分成2類：流動智力與固定智力。

　　流動智力是論述、分析、和解決突發問題的能力。無論對錯，有些人會說，流動智力是人類智慧的一大推手。善於創新的人似乎都具有很高的流動智力，我常常引用華倫・巴菲特的話來說明此事：

　　「最先出現的是創新者，他們看到別人看不到的機會，並宣揚這些真正有價值的想法；接著出現的是模仿者，他們複製創新者的成就。有時候模仿者會改良原始的想法，但也時候也會弄巧成拙；最後出現的是白癡，他們想試著從創新的想法中得到些好處，但他們的貪婪毀掉了一切。」

---

*　編注：英國與美國心理學家，以多產著稱。

固定智力是使用人類累積知識的能力。有些人知識淵博且富有智慧，就像圖書館一樣，而且也非常明白如何利用這些資產。固定智力通常會隨著個人經驗與社群經歷增加，我們躺著聽爺爺講話的時候，就正在累積固定智力。

流動智力與固定智力是人生的重要資源。

這裡讓我補充一個概念：勇士和國王（皇后）思考。

我攻讀第一個碩士學位時，在諾姆·瓊斯（Norm Jones）和羅伯·柯爾（Robert Cole）2位教授的指導下，精讀史詩貝武夫（Beowulf）。當時我進行地毯式閱讀，試著找出一些模式，而我最後發現，關鍵在於：

講話。

勇士講話的時候，只會講到現在發生的事，過去的事不重要，而且可能根本沒有未來。運動員、小朋友、藝術家也都會這樣。運動員和藝術家在別人心中的好壞，通常都由最近一次的表現決定。

國王和皇后講話的方式則與勇士不一樣。他們會討論過去、我們一路走來的點點滴滴、現在、還有現在的行為會如何影響未來。林肯總統的蓋茲堡演說（Gettysburg Address），就是這個概念的完美範例。

我們把這些概念整理成四個象限，然後分別討論。

	勇士思考	國王思考
流動智力	對新鮮事物的反應	良好的指導
固定智力	尤達大師與武術	心靈導師

流動智力與勇士思考

我們前幾天開玩笑講到，大概不會有人會不小心一屁股坐上轉盤電話，然後誤撥電話給他人。如果你可以回到過去（可能不是個好主意），和你的曾祖父母解釋，什麼叫做坐到電話而誤撥電話（butt dialing），可能很值得在社群媒體上分享……我是說影片……不對，應該是8釐米底片。

等等……還是應該是石洞壁畫？

今天的父母，要面臨其他世代不曾遇過的難題。舉例來說，你正值青春期的女兒遇到「我網路上最好的閨蜜，我要飛去歐洲找她」，這件事大概只有現在的父母會遇到。

我不會讓他去的，我會提醒有關當局提高警覺。

我們在遇到新奇問題的時候，還是必須尋找答案。

GPS測量、電腦、邊線影像技術、各種大量資料輸出的降臨，徹底顛覆了競技運動的世界。這些科技人大幅改變了職業棒球和籃球，向各球隊展現了，傳統想法在事實面前常常是錯的。

現代美式足球流行一種瘋狂的進攻模式，不聚首、不暫停、每次進攻都到處傳球。在這種情況下，教練團不能每次遇到新的陣型就叫暫停，也無法凡事都事先準備。

這種時候，「當下」正在比賽的運動員，就必須做出快速、流動的決定，然後在我打這段話的時間，就已經開始攻防，球員已經達成任務。就是這麼快。

　　當然，有原則會很有幫助，例如貝爾・布萊恩（Bear Bryant）[*]曾嘗試讓他隊上的防守組，像腳踏車的輻條一樣，每一位防守者都連接到中心的樞紐。用很簡單的「規則」就可以教導球員做到這點：「一個可以傷害我，兩個可以要我命」，或是「他走／我留」，或是能快速濃縮50頁戰術本內容的任何一句話。

　　無論如何，新事物總是一直出現：不同的事物、陌生的事物、打破規則的事物。

　　適應、決定、行動。

　　這就是流動智力與勇士思考……適應、決定、行動。

---

[*]　阿拉巴馬大學美式足球隊傳奇教練，執教25年期間，曾拿下6次全國冠軍。

㉕
固定智力與勇士思考

　　1977年的時候，我坐在格雷格・溫斯洛（Gregor Winslow）的奧迪福克斯（Audi Fox）上，停在汽車劇院的喇叭前面。接著我們拿出小椅子放在草地上，迎接新電影的開播：

《星際大戰》（*Star Wars*）

　　當時這部「星戰」系列第四部曲，與五部曲《帝國大反擊》不僅改變了電影欣賞（當然還有《大白鯊》〔*Jaws*〕，這些都是當時的夏日強檔），也改變了許多人的對話內容。一夕之間，大家講的話都有點不一樣了：

「難怪你會失敗。」（That's why you fail）
「冒險、刺激，都不是絕地武士所求。」
（Adventure. Excitement. A Jedi craves not these things）
「要嘛做，要嘛不做，沒有試試看。」
（Do. Or do not. There is no try）

　　你大概能認得出來，這些是尤達大師的名言。絕地武士和武術界大致相同，都有數個世代的傳統，來幫助形塑現代武士的觀念。

　　和宗教相當類似（宗教來自對根源的「連結」），這些傳統都能連結至創始者的觀念，並讓現今世代的人，都能堅守這些基本原則。

　　這些都是實體的知識：固定知識。

　　不過，行動必須立刻執行……沒有思考、沒有判斷，只能有行動。尤達大師和其他武術大師都會同意，要嘛做，要嘛不做，沒有試試看。

　　真正的精通就是那麼單純、那麼優雅，讓我們可能根本意識不到眼前所見。

　　雷沙德‧卡普欽斯基（Ryszard Kapuscinski）說過一個很棒的故事，當時他在場邊觀看偉大的鐵餅選手艾德蒙‧皮亞考斯基（Edmund Piatkowski）練球。雷沙德坐在一位當地人旁邊，他注意到這個人穿著汗衫。這個人跟雷沙德說，他聽說艾德蒙當天會打破世界紀錄。艾德蒙當時一直不停投擲。

　　最後，他的教練跟現場所有人說，其中一次投擲破了世界紀錄。那個當地人感嘆地說，他本來還以為能看到更……刺激的表現。

　　基礎穩固之後，努力看起來都很不費力，讓觀眾常常忘了選手的卓越。

　　實在太單純、實在太順暢。

　　但是，表現這件事實在可愛。我們都想要更多，而這個「更

多」其實來自於更少。

　　但是，觀眾就是想要刺激。

　　刺激，並非絕地武士所求。

㉖

流動智力與國王或皇后思考

改變很困難，我們年老之後更是如此。

不過，改變也會來安全、健康、奇蹟、和舒適。乾淨的飲水很可能是你能讀這篇小文章的關鍵。有很長一段時間，醫師在手術前都很抗拒洗手，甚至驗屍後也不洗手。他們不想改變。

如果你想踏入利潤豐厚的智慧產業（你的建議一開始沒人理會，但之後他們都會後悔），就必須適當接受改變。

多年前，一位名為迪克・佛斯貝里（Dick Fosbury）的年輕人發明了一個全新的跳高方法，他每天和教練吵著讓他用自己的方式來跳。田徑界當時都覺得他不像真的運動員，反而更像馬戲團雜耍。他贏得奧運金牌後，改變了一些人的想法，但多數人還是反對他的方法。

今天，幾乎所有跳高選手都採用他的方法。這個方法讓人類身體就此打破了牛頓的地心引力法則，並讓使用其他方法的人相形失色。

我的大學教練就是流動智力和國王觀念的大師。有一位運動員跟他說，「大腳」（wide leg）讓他的最佳鐵餅投擲紀錄增加6

公尺（20英呎），當時我的教練就直接帶他去投擲區請他示範。

　　不出幾分鐘，毛宏教練就重新思考，並讓這個想法成為他執教的重點。我們在田徑界一直追求更快和更遠，從尤里西斯在《奧德賽》中贏得鐵餅投擲以來都是如此。我們的「新奇」問題（更快和更遠）是一項永遠存在的挑戰。

　　如果教練能看到過去發生的事當然很好，但能看到當下就更好了。幾年後，毛宏教練教會了我這個改善的方法。

　　改變很困難，但改變通常都能帶來進步。

　　除非是不好的改變。

　　過去的教訓帶來智慧，讓我們瞭解新的發展接下來會如何幫助我們。這就是國王或皇后的思考模式。

27

固定智力與國王或皇后思考

1980年代，美國公共電視台（PBS）有一個節目叫做「神話的力量」（The Power of Myth），節目主持人比爾・摩爾斯（Bill Moyers）訪問喬瑟夫・坎伯（Joseph Campbell）。摩爾斯會問問題，坎伯則會分享許多引人入勝的傳奇、神話、和故事，將自我的內心世界和宇宙連結起來。

當時還沒有「必看節目」這個詞，但這個節目當時確實是必看節目。

人類歷史中多數時刻，都有這些美好的人物，他們會坐在爐邊講故事，分享我們之所以是我們的意義。這些人深入探討我們的共同歷史，並稱頌我們共有的美德與價值，也提醒著我們到底是誰。

我母親對我最嚴厲的譴責，發生在一場足球比賽之後。我在那場比賽吃下一些個人犯規，我母親跟我說：「我們不可以這樣。」

曼托爾（Mentor）是鐵拉馬庫斯（Telemachus）的老師，他非常誠實且熱衷於尋找真理（多虧眾神的幫忙），所以他的名字

就流傳下來，意指一路陪伴我們的有智慧長者。T. H. 懷特（T. H. White）的《Merlyn》一書，就透過經驗和智慧之語，讓年輕的亞瑟（Arthur）瞭解世界運作的方式。

經驗與智慧之語——兩個我們都需要。

我們必須有機會犯錯並享受成功。

我們需要從爬樹摔斷腿和團隊合作中，學到實體經驗，讓我們的成年人生更穩當。

我們的故事很快就會和前人的冒險故事結合，讓我們成為社群希望我們成為的樣子：一個理性的人，在別人需要的時候伸出援手，也在應該的時候適時協助他人。

我們的遺緒會成為後世的基礎，也許我們永遠看不到。也許我們也不應該看到，畢竟我們不該干涉後世子孫如何述說我們的故事。

我們本來就需要這種深層的集體智慧，因為這些智慧成就了今天的人類，也定義了人性。

28

技巧進步……或是無法進步

我熱愛競技運動，我很喜歡看別人（有時候是狗、馬、或是船）在一瞬間做出決定，這些決定會成就或破壞多年的準備功夫。我常常問教練和球員一個簡單的問題：

「讓你獲勝的關鍵是哪三個？」

曾經有位著名的籃球教練立刻回答：

1. 疲累時的罰球
2. 進攻籃板
3. 轉換防守

他嚴肅地點頭，雖然我不知道第三點是什麼意思。某位戰鬥機駕駛的回答則是：

1. 速度就是生命
2. 打完趕快跑
3. 飛直線……不能有曲線

　　他接著解釋這3個基本上是同一件事，但無法遵守這些教訓，將是「糟糕的選擇」。

　　這些都是勝利的關鍵。

　　我們也有一堆必要的事物。對籃球教練而言，顯然有很多重要的事情，例如控球、某些情境的攻防、上籃、以及很多相關技巧和器材需求。當然，有球隊制服也很棒。

　　這就帶出了一個重點：有些技巧可以提升，有些則不行。你可以全心全意祈禱隊上出現超過7呎的高個，然後你再告訴我結果如何。

　　以棒球為例，接球的技巧可以提升，例如接高飛球；有些技巧則很難提升，例如接強襲滾地球。

　　基因和地理因素無法改變，一名快縮肌纖維較多的加拿大小孩，大概會打冰上曲棍球；但如果他生在愛荷華州，可能會是角力選手；如果生在保加利亞，則可能會是舉重選手。衝浪高手通常來自加州和夏威夷；你也不會在紐約找到太多優秀的騎牛選手。

$$29$$

執教（與人生）的關鍵：
勝利的要素和可以提升的技巧

　　我常常跟人家說，我只要看你開始訓練10分鐘內所做的事，就能完全掌握你在練什麼。如果你一進健身房就開始做前蹲舉或奧林匹克舉重，我就會感覺你對訓練相當認真；如果你一進健身房就開始邊用滾筒邊滑手機，我就會得到不一樣的結論。

　　任何競技運動，以及人生一切事物都一樣，都有通往勝利的關鍵。把孩子教好和錢沒什麼關係，但和親子間的寶貴時光很有關係。如果你上了年紀還想維持纖瘦的腰圍，少吃點速食和多吃點高品質食物，可能是「勝利」的關鍵。

　　如果勝利的關鍵是「疲累時的罰球」，練習這個技巧可能會增加勝利的機會，這點顯而易見。真正偉大的運動員，和普通運動員的差別，就在於是否專注於這個事實。如果你是鐵餅選手，但只做站姿投擲，你根本就不會勝利和進步。

　　通常每支隊伍都會在牆上寫一個清單，強調勝利的關鍵因素，例如「不要失誤」、「追求卓越」。我一直都很喜歡新英格蘭愛國者隊休息室裡唯一的標語：做你的本份（Do your job）。

我們大概都知道勝利的關鍵為何，重點就是要找到可以提升、並能帶來勝利的技巧。

成功執教的兩大因素是：找出勝利的關鍵，和可以提升的技巧。與其他事物相比，專注於這兩件事情，長久下來會讓你贏得更多比賽和更多冠軍。

當然，問題就在於如何找到這些因素。就田徑比賽而言，針對比賽練習，搭配基礎肌力訓練，可能就非常足夠了。

要找出這些關鍵，我會推薦「囚犯困境」（The Prisoner's Dilemma）這個方法。請想像：因為某些原因，你1週只有3個15分鐘的時間，來針對你的運動項目或目標來練習。在這樣的時間限制下，你大概不會暖身或做瑜珈，那你會做什麼呢？

你的答案或許就是勝利的關鍵，以及可以提升的技巧。

我問喬許·希利斯（Josh Hillis）*減脂的關鍵是什麼，他的回答是：「食物準備！」喬許要告訴我們的是，食物準備是勝利關鍵，也是可以提升的技巧。

---

*　編注：美國知名飲食教練，著有《*Fat loss happens on Monday*》等書。

必要之物與無法增進的技巧

　　幾年前我和約翰・克羅西摩（John Colosimo）聊過，他當時感嘆，當一位田徑教練（像我），比美式足球教練（像他）容易。這是人之常情，畢竟別人家的草地總是比較漂亮，也比較好整理。他說我可能一整季都沒有衝刺選手，但他一定會有左截鋒，不管這位球員的表現有多爛都一樣。

　　美式足球的規則規定，進攻組必須要有7個人在攻防線上，你「需要」有7個人，當然也需要球場、裁判、球、還有各種其他事物。但是所有教練都知道，事實上，你可以把實力不佳的球員藏起來。

　　你可以在店裡買到需要水分和充足陽光的盆栽，照顧盆栽相當容易。現在，去收容所找一隻小狗（最好是獵犬，因為牠們很愛家人），試著找出小狗需要什麼。接著，帶一個小嬰兒回家，你就會發現「需要」的清單變得很長。

　　你需要的東西對成功而言非常重要。沒錯，你必須管理整支球隊，但勝利的關鍵往往是其他事物。

　　有些技巧就是無法提升。一位好教練、好老師、好心靈導

師都會知道，有些事情就是無法變好，最明顯的就是身高和速度（還有腦，我們都知道）。棒球的擺短棒技巧會隨著練習而提升，但就算是最好的教練，也很難讓投手球速提升太多。

大多數的教練都知道，努力比賽、努力防守、展現積極態度，都是我們可以提升的技巧。

所以，請提升這些技巧。

至於其他技巧……有些技巧你也只能接受現實。請專注於你「可以」提升的技巧，而不是你「想要」提升的技巧。

	勝利的關鍵	必須的事物
可以提升的技巧		
無法提升的技巧		

為任何運動（以及人生）準備的時候，請思考以上這個小表格。你得做到必須的事物，也可能很幸運地發現，有些必須的事物屬於可以提升的技巧。

顯然，找出可以提升的勝利關鍵，就能帶來成功。

為瘋狂人生而訓練

　　總有一天會輪到你的。

　　我們都不會注意到，其實自己大部分的人生都在夢遊，我們都是到了「輪到你」的時候才發現。

　　我們在學生時代的時候，每天只需要起床、吃些麥片、耐心地走進幾間教室學習，然後就可以自由活動、或是參加競技運動之類的。爸媽也許還會幫我們準備晚餐，而我們只要休息放鬆就可以了。這樣的日子看起來過得很充實，但其實我們根本都只有「出席」而已。

　　但是，很快就輪到你了。你家老大會在吃早餐時尖叫，因為學校在幾週前出的報告作業今天就要交了，她跟你說她需要中途島戰役的立體模型。同時，你家老么開始什麼都討厭、學校的接送區塞到不行、老闆要你重新繳交報告、交通又爛到不行。你好不容易到學校接到小孩的時候，發現一切都是你的錯。

　　就是在這種時候，你會想要有人幫你練回自己該有的身材。通常這種時候，你的「身材」都圓圓的，要回到任何型態的身材都很不容易。你上網找到各種參差不齊的資訊以後，採用了你所

找到最新、最瘋狂、最莫名其妙的流行運動方法。

這種運動通常都會有人在旁邊大喊「燃燒」。

哈囉，你的人生已經在燃燒了，你還要燃什麼燒？

如果人生很瘋狂，你的訓練就需要理性。每天早半小時起床不僅會改變你的荷爾蒙狀況（一項研究指出，理想荷爾蒙狀況來自2個因素：日落後2小時內睡覺，以及醒來後馬上活動），也會給你渴望的獨處時間。如果你帶著愛人一起走路，你們的關係會有驚人的進展。

一定要訓練，不管用任何方法都要訓練。在我人生最瘋狂的階段，我家裡就有自己的健身房，我常常在煮飯或洗衣服的時候完成訓練。

把毛巾折起來，然後做前蹲舉……太好了，我要來販賣這個訓練計畫！

我做的動作只有酒杯式深蹲、簡單的負重行走、伏地挺身、引體向上。各位，沒什麼特別的。

在瘋狂的人生中，你可以做的事情是：把基本做好。基本功、簡單的事物。

人生已經夠瘋狂了，不要再加入瘋狂的訓練了。

不然你就會搭上瘋狂列車（crazy train）。

32

執教的基本概念

有人問過我一個簡單的問題：「在肌力體能訓練方面，你有沒有什麼特別的見解？」

我的回答是：沒有。

那個人很驚訝，於是接著問我有沒有做什麼奇怪的事情，但是我做的事情一點都不奇怪、不特別、也很常見。

我突然發現：在這個充滿騙子和商人的產業中，把基本功做好，也許相當不常見。我需要解釋一些事給這位問問題的人聽。

從我在1965年第一次拿起Sears Ted Williams的槓鈴來做挺舉開始，我經歷了一段很長、很詭異的旅程。一路上見識到的胡說八道、唬爛、和愚蠢，都可以做成蒙提・派森（Monty Python，英國知名超現實幽默表演團體）的插圖了。我開始訓練時再正常不過的事物，現在都突然新奇了起來。

我常常拿出1956到1985年的《力量與健康雜誌》（*Strength and Health*），或是打開約翰・傑西（John Jesse）的《*Wrestling Physical Conditioning Encyclopedia*》這本書，然後發現以前的東西現在都突然變成新的。我沒有在批評任何事物的好壞，我想說

的是，以下清單中的任何一項，在以前的雜誌和書中早就都出現
過了：

壺鈴

棒鈴

循環訓練

沙包訓練

健美式體操

各種形式的格鬥

各種你想得到的重訓動作和伸展姿勢

最近我聽說網路上有人在戰（我們那個年代沒這種事，我們
都玩slap fight這種射擊遊戲），「蹲抓舉」（squat snatch）這個詞
到底是不是出自於一個受傷率高得有名的網路訓練計畫。

其實……賴瑞・巴恩霍特（Larry Barnholt）在1950年就寫
過關於蹲抓舉的書，看來現在的真相，都必須透過另類事實來驗
證才行。

我在肌力與體能訓練方面的非典型想法，其實相當平淡無
奇。我們先來聊聊2個很多人可能不喜歡的想法，2個已證明有
效的想法。

首先，多數人根本不知道肌力與體能是什麼。套一句比爾・
莫瑞（Bill Murray）在《烏龍大頭兵》（Stripes）裡的名言：「傑
克，這是個事實啊！」（That's a fact, Jack）

　　第二，我在討論肌力與體能的時候，多數人根本「聽不進」我說的話。

　　我需要花時間來解釋一下。

　　有些單字、符號、片語只有一種意思，稱為「速記」（steno）符號。如果把steno這個字倒著拼，會以「one」開頭，這樣讓我們比較容易背起來。

　　你在聽到或讀到這些詞的時候，你只會想到一個意思。相反地，「糟」（bad）這個字就不一樣了。幾年前，你可以問別人某部電影好不好看，如果他們的回答是「很糟」，你就不會去看。

　　過了一段時間以後，「糟」這個字的意思開始轉變，你在聽到這個字之後，還是有可能跳上車子開去電影院。依照不同的使用情境，「糟」的意思可能是非常非常好。

　　我知道你們現在還是霧煞煞，請繼續讀下去。

　　「書桌」（desk）這個詞就只有一個意思。如果我們一起坐在板凳上，有一個很漂亮的人走過我們眼前，這時候我說：「哇，他（她）真的豪～～書桌」，你一定會問我到底什麼意思。

　　如果我只揮揮手說：「啊就書桌啊，你懂的！」你大概還是聽不懂。

　　現在重點來了：自從阿諾的《*The Education of a Bodybuilder*》這本書出版以後，重量訓練就有了一個速記符號。

分項訓練（split training）
手臂日、腿日、背日（我把這種方法稱為科學怪人訓練法，因為你竟然認為自己不過是各個身體部位的結合而已）

讓肌肉充血

用塑膠容器1天喝6次高蛋白（還是你教練賣給你的）

有痛苦才有收穫

　　在肌力與體能的世界，以上原則都跟事實相去甚遠。但是，每次我看到中學運動員或美式足球選手使用影集《最後機會大學》（*Last Chance U*）裡面的訓練方法時，他們看起來都很像在使用《*Muscle and Fantasy*》雜誌裡面的訓練方法。

　　當然，會發展成這個樣子，我們也有責任。

　　這些運動員會看起來很像泰山，但運動表現就像是他的女友珍妮。

　　克萊德・埃姆里（Clyde Emrich）是芝加哥小熊隊的前任體能教練，同時也是偉大的舉重選手。他曾經對保羅・楊（Paul Young）說：

　　「我覺得肌力訓練裡面有太多健美的成分。健美本身很棒，但如果你的目標是運動表現，就必須用真正有效的方法來訓練，因此多關節動作和爆發力動作最有效。健美式訓練在復健上有他的價值，但訓練的基礎應該是多關節動作。」

　　「如果健美真的是運動訓練的正確方法，你就會看到一大堆健美選手出現在運動場上，但事實上就是沒有。我不是要攻擊健美，但如果你真的要提升運動表現，就應該用運動員的方法來訓練。」

　　我心中最非典型的想法，其實根本就是最正統的想法，但我們必須先瞭解，不是所有的重量訓練都是健美訓練。

　　不是所有的重量訓練都是健美訓練。

　　運動員就該用運動員的方法訓練，他們需要的是：

適當的肌力
適當的體能
適當的活動度和柔軟度

　　通常我會說：「夠了就好，再多就太多了。」運動員必須花時間在很多其他地方，包括戰術、策略、情境、技巧、模擬、恢復、以及適當的壓力、喚醒、心率。

　　阿諾那本書問世那年，就開始了一個稱為「蒙太奇年代」（Montage Era）的地質時期。一切都從《洛基》（Rocky）開始，然後就有如黃河氾濫一發不可收拾。每部與運動相關的電影，都會有大概 5 分鐘的畫面，所有人都在流汗、氣喘吁吁，然後會出現象徵終結種族和經濟差異的擊掌，最後獲得勝利。

　　不知道為什麼，大爆汗加上在體育館的階梯跑上跑下（還要加個擊掌）就會帶來絕佳的運動表現。

　　只是要跑多少因人而異而已。

　　我非典型的想法，讓我開始思考為什麼要做這些。有一位我認識的運動員參加一級校隊比賽，看到他的訓練計畫以後，我的頭簡直要爆炸了。

　　畢竟這位運動員身上一半的DNA來自於我，我覺得必須問這個關鍵的問題：

　　「你到底是要追幾隻兔子啊？」

　　有一句話是這樣說的：同時追2隻兔子，你會餓死（If you chase two rabbits, you go hungry）。他的訓練計畫包括肌肉生長、活動度、柔軟度（當然兩種都有！）、增強式訓練、奧林匹克舉重、健力動作、循環訓練、敏捷訓練，還有……這樣你懂了吧？

　　我大四那年的春天，在猶他州立大學當鐵餅選手的時候，我的肌力訓練計畫長這樣：

抓舉

上膊

　　我在大重量日的抓舉會接近135公斤（300磅）、上膊接近181公斤（400磅）。這樣的訓練加上大量鐵餅投擲練習，讓我能夠丟得那麼遠。

　　我只追一隻兔子。

　　網路上一堆人批評我的人體基本動作：推、拉、髖鉸鍊、蹲、負重行走。其他任何動作都叫做「第六種動作」，而第六種動作多半都是攀爬和爬行，但很多人都無法接受，因為這個清單裡面沒有弓箭步。

　　弓箭步……有沒有搞錯啊？

　　我根本沒遇過任何一個運動員跟我說：「教練，弓箭步讓我今年的表現不一樣了！」

　　重點是就是「太多了」，根本沒有必要。

　　你絕對可以反對我所說的，但也要有一定程度的知識、經驗、策略。

(33)
提示與教學：
適當時間該有的適當資訊

　　看著年輕教練努力教學基本內容，常常帶給我許多啟發，我完全可以理解，畢竟我也曾經是年輕教練。我從 1979 年開始教人做奧林匹克舉重，當時我非常有熱忱，教學充滿內容、想法、和獨到見解。

　　我的第一批運動員還挺可憐的，因為我可能把奧林匹克舉重的整個發展史都講了，也告訴他們槓鈴路徑每個頓點的重要性，並和他們深入討論，各種學派對於達到良好運動表現的看法。我以前的教學就像是消防水管：很多的壓力和資訊，但速度快到沒人能夠吸收。

　　我後來進步了。

　　為了幫助這些年輕教練，我現在只用兩個簡單的詞：提示（cueing）與教學（coaching）。提示就是簡短的話語或提醒；教學這個字的由來，則是能夠載著人，從一個點移動到另外一點的交通工具。教學的內容千變萬化，可以是故事、範例、或是發人深省的談話。提示與教學都很重要。

在我的動作系統表格中，我把所有教學動作分為各位熟悉的
幾種：推、拉、髖鉸鍊、蹲、負重行走。

然後我再用其他方法來分類：等長（棒式）、肌力和肌肉生
長動作、抗扭轉、最後是彈震式動作。

範例如下：

動作	等長（棒式）	肌力動作（10下以內）、肌肉生長動作（15-25下）	抗扭轉訓練	三動作組合	奧林匹克舉重
推	伏地挺身式棒式（PUPPs）	臥推、肩推、伏地挺身	單手臥推、單手肩推	借力推／上挺壺鈴擺盪重量加衝刺／重量加雪橇	蹲抓舉挺舉
拉	暫停俯臥划船	引體向上、划船	單手TRX划船		
髖鉸鍊	臀橋式支撐	臀推、架上拉、山羊袋壺鈴擺盪	山坡衝刺、體育館階梯、跳繩、跨步跳、高抬膝		
蹲	酒杯式深蹲（6點停留）	雙壺鈴前蹲舉、前蹲舉系列動作	熊抱負重行走、熊爬、熊抱搭配怪獸行走		
負重行走	農夫走路	推雪橇	單手負重行走：公事包行走、服務生行走、壺鈴上肩行走		

最右邊的動作是蹲抓舉和挺舉。我花了一些時間才明白，不
是所有人都可以在重量訓練的第一天，做到奧林匹克舉重動作。

光是以上的動作系統表格，我基本上就有37種動作可以教
學，當然還不包括所有的矯正、退階、和進階動作，但其實也差
不多了。完成這個表格後，我花了幾年的時間，思考該使用哪些

提示語。

花了我一些時間。

教練會在動作中喊出簡短的提示語，來強調最能立即改善的動作元素。提示的內容和種類通常都不多，我幾乎都只說：「加油、加油、加油！」不過如果你有更多時間，例如做棒式或等長收縮訓練，就可以講更多：

伏地挺身式棒式

手部動作：「抓緊捏緊」

腋窩：「壓碎葡萄，好像要做葡萄酒」

膝蓋：「頂住膝蓋」

暫停俯臥划船

「大拇指收好」

「手肘夾緊」

「撐住……夾起來！」

臀橋式

「屁股和肚子」

「膝蓋」（使用迷你彈力帶套住膝蓋）

「拉下來」（腹部撐住，想像將彈力帶拉到拉鍊的位置）

酒杯式深蹲

「用手肘把膝蓋撐開」

「重心放雙腳中間」

「站高」

農夫走路

「站高」

「走直線」（walk the line，擺出強尼‧凱許〔Johnny Cash〕唱這首歌的樣子）

如果是棒式系列動作，有2種事情可以做。首先，如果時間夠多（多達2分鐘），就可以讓你的客戶動動腦。如果是奧林匹克式舉重，我建議你在客戶做動作時閉嘴。像我在擲鐵餅的時候，從右腳離地開始，大概1秒的時間就會擲出，根本沒時間思考，否則會搞砸動作。

換句話說，做彈震式動作時請閉嘴。

第二，請注意以下2個提示語，在整個訓練計畫中都會出現：

「收緊。」

「站高。」

這是負重行走三大注意事項的其中兩個，尤其是熊抱系列負重行走。「收緊」可以提升腹內壓力，並加強核心力量（森蚺之力〔anaconda strength〕）。幾年前我讀過一篇奧運鏈球冠軍寫的文章，他說運動員真正的力量來自體腔內部壓力的提升，就好像你在騎腳踏車之前，必須把內胎的氣充飽一樣。

「站高」則是提醒我們用力建立「弓箭之力」（arrow strength）。許多運動都需要運動員突然停下動作，把所有的速度

轉移至器材或球上。卓越運動表現的關鍵，就是將身體變成水泥牆……或一支弓箭的能力。

我之所以有森蚺之力和弓箭之力的概念，是因為讀過斯圖亞特‧麥吉爾（Stuart McGill）的重要著作，裡面解釋了槌子和石頭（hammer and stone）的概念。槌子的意思，就是雙腳用力蹬地產生力量，把身體推向前；石頭則是在身體維持穩定的情況下，能量會提高，不會因為鬆垮垮的抖動而讓能量流失。

身為一位肌力與體能教練，我可以用負重行走系列動作、棒式、和硬舉讓你的身體保持在「石頭」的狀態。

至於剩下的動作，我認為你必須要有好的提示語，讓客戶專注在對的地方。

森蚺系列動作（熊抱）

「夾緊！」

壺鈴擺盪

「捲上來、棒式」

李維諾夫系列動作（放下重量之後）

「加油、加油、加油」

懸垂抓舉和懸垂上膊

「下滑」

「往上」

「跳起來」

過頭彈震式動作

借力推：「往下，折斷」

爆發推：「往下，用力拍」

上挺：「往下，重踩」

提示語一定要簡單，每位教練都能以相同方法使用，而且也應該具體且可以重複。

動作完成，重量或器材回到安全的位置之後，要先給運動員一些思考的時間，再開始指導他們。和他們解釋弓箭、地板力量的概念、各種角度、路徑、和拋物線。

執教通常不過就是根據個人需求，應用最佳的退階、矯正、或進階策略而已。我們堅守基本動作，但還是持續尋找適當的挑戰。我們要的是美麗的動作，要把動作做到最好。

若要做到最好，就必須持續提示、適當指導。

㉞

簡單肌力的延伸

簡單肌力介紹

接下來我會試著解釋運動員的肌力訓練計畫。許多運動員都必須變壯（顯而易見），但都沒有時間執行肌力運動員的訓練方法，也沒時間為了特定運動來訓練。

ʹ簡單肌力就顧到了「肌力」這項特質。

有趣的是，利用這種計畫得到最佳效果的人，竟然是年長、進階的訓練者（不是運動員，而是經驗豐富的訓練者），他們真的跟我說：「我只是想看看會發生什麼事。」

放鬆8週的時間，並且只專注於1項特質，似乎可以解決很多問題。

很多人難以置信這種計畫「竟然簡單成這樣」，因此寄電子郵件來跟我抱怨。成功的關鍵在於，這個計畫沒有任何失敗次數，而且40次訓練都做一樣的內容。

提升肌力和學習打字一樣，要讓打字變好，你就得打字。打得更用力不會讓你的打字進步，喝能量飲料也不會。打字要進

步，你必須打字。

如果要變強壯，有時候你只需要在40次訓練中「出席並舉起重量」。

老生常談了，成功的祕訣就是「出席」。

簡單肌力

我相信「簡單肌力」（easy strength）這個詞是由史帝夫・巴卡力（Steve Baccari）所創，但如果說是馬蒂・蓋勒所創我也不會意外，畢竟英雄所見略同。

要向剛讀完健身雜誌和網路奇文的人解釋以下這個概念，讓我感到很奇怪，但是肌力其實是很容易就能提升的特質，關鍵在於舉起重量。

我很少開玩笑的

身體可以「學習」肌力，就像學習柔軟度一樣，所以很多方法都有效。我以前還是舉重選手的時候，曾經在大重量上膊後的恢復期間卡關，當時戴夫・特納（Dave Turner）叫我連續幾週都在前蹲舉的障礙點做等長收縮。

「一瞬間」，也就是大約6週後，我就沒再卡過了，我的神經系統已經學到該怎麼做了。

做到力竭或瘋狂訓練的問題（我實在無法幫這些人說話），就是身體疲勞的同時，似乎沒有學習到如何變強壯。

神經系統先搞清楚狀況以後，負重就會開始上升。身體面對這個額外負重時，似乎還要猶豫一下，而荷爾蒙參與其中的

方式，則是「荷爾蒙梯瀑」（hormonal cascade），這是一個由羅伯・沃爾夫發明的可愛術語。身體會以相當有趣的方式成長和適應。

簡單肌力是一個很簡單的系統，使用較輕但漸進式的負重，不斷重複我們想要進步的動作，概念就是，讓較大的負重感覺很輕鬆。

我也從前鐵餅世界冠軍約翰・包威爾（John Powell）身上學到了一樣的概念。有一天，他跟我說了一個祕密，就此改變了我的生涯。

約翰的概念很簡單：你訓練了那麼多年，做了那麼多對的事情，終於可以投擲到60.96公尺（200英呎）了，那你要怎麼進步到61.2公尺（201英呎）呢？

做更多嗎？

更多什麼？

約翰告訴我，不要一直想讓100%的表現變得更好，應該要專注在80%才對。

投擲48.7公尺（160英呎）有多容易？是不是簡單得不可思議？簡單到你都能投擲54.8公尺（180英呎）了。他說：不要，投擲48.7公尺（160英呎）就好。突然間，一切感覺比較輕鬆以後，或許你可以在48.7公尺（160英呎）遠的地方放一個水桶或垃圾桶，然後試著把鐵餅扔進去，這樣會變得更簡單。

你的80%很快就會變成50.2公尺（165英呎）或51.8公尺（170英呎）。約翰告訴我：這麼一來，你的100%就超過60.9公尺（200英呎）了。瘋狂試著讓自己進步，遠不如單純試著提升

簡單努力的表現來得有效率。

　　這就是簡單肌力的概念。絕對不要有失敗次數，如果失敗就表示太重了。根本不需要掙扎、鼻孔噴氣、大吼。

　　只要在負重感覺太輕的時候加重就好。

　　這句話，就是多數人在簡單肌力訓練計畫中做不到的事情。現在，讓我們開始解釋如何執行本計畫，也許可以在過程中學到更多東西。

(35)

公車板凳與公園板凳

　　如果你都有在讀我的書，就會知道板凳的概念：公車板凳和公園板凳。

　　公園板凳和公車板凳的概念，來自已故大主教喬治·尼德羅爾（George Niederauer）。他當時是用禱告詞來描述這個概念，但這個概念也很適合用在重量訓練。尼德羅爾大主教曾說：「有時候你禱告的時候，會想要得到某個結果。」

　　這些就是公車板凳禱告詞。搭公車的時候，你會等待並預期公車抵達目的地。

　　尼德羅爾大主教也談到「公園板凳」的概念。坐在公園板凳上時，你不會有什麼期待，而是盡情享受幾分鐘的陽光，也許還會看著公園裡的一兩隻松鼠。

　　兩種板凳看起來一樣，但是期待不一樣。

　　重量訓練、健身、和多數競技運動中，我們的訓練計畫會依據這兩種概念來設計。公園板凳訓練屬於「打卡上下班」訓練，沒有最佳表現，而是在沒有期待的情況下訓練。

　　公車板凳計畫則是最佳表現計畫，都屬於「做到這個」的訓

練計畫。有一個明顯的目標，非常明確，而你得跟著計畫走。

　　兩種訓練方法都有各自的目的，可以在一年中循環使用兩種訓練計畫。每年選擇一種公車板凳計畫，執行2到4次，中間交替使用公園板凳計畫，是一個很好的方法。

　　簡單肌力是一種包含上述兩種概念的訓練。你確實會期待自己變強壯……

　　但效果有一天會自己出現。

㊱

宿醉法則

　　我在餐桌和酒吧學到寶貴的一課：田徑史上最偉大的一些表現，都來自平凡的故事。這個宿醉法則不會在垂直跳（跳高和撐竿跳）發生，因為這些運動員都知道自己接下來要做什麼。

　　但是，了不起的表現常常發生在前一天晚上玩太開心的時候，而且比你想像得更常發生。運動員昏昏沉沉走到賽場，試著找個地方休息，對當天的表現沒有期待，只是出席並履行參賽的承諾而已。

　　怪事發生了：暖身感覺不太好，但某種「好」的感覺正在產生。第一次嘗試的感覺不怎麼樣，但距離和速度都很棒。

　　不久後，賽會工作人員向觀眾喊出成績，觀眾也隨即陷入瘋狂狀態。

　　新世界紀錄！第一次聽到這個故事的時候，故事主角還很可愛地說，他當天走去賽場時，還吐在路邊的玫瑰花叢裡。

　　為什麼會這樣？為什麼有人在宿醉或 ＿＿＿＿＿＿（空白處請自行填入）的時候，還能有那麼好的表現？

　　因為本來就會這樣。

　　我遇過很多人會對於遇見「一生摯愛」的計畫侃侃而談，但故事的發展總是和計畫不一樣。

　　請記住這點。

　　我認為簡單肌力之所以有效，也是一樣的原因：不期待太多，只專注執行任務。

　　然後，就好像在派對中遇到你的一生摯愛，但她當時其實是和你的朋友在一起（比如說我當時就是這樣），不過，神奇的事情就這樣發生了。

　　我也希望可以更常達到最佳表現，但常常事與願違。

　　如果真的可以常有最佳表現，那所有人都能在全國大賽表現傑出，或至少達到當季最佳表現。不過，這種事情很少發生。我稍後會稍微談談最佳表現，但是讓我們先瞭解簡單肌力訓練計畫完整的準備方式。

㊲

現代簡單肌力的開端

　　幾年前我和帕維爾・塔索林（Pavel Tsatsouline）初次見面的時候，他問我要不要接受一個「40天訓練」的挑戰。我答應了，並完全遵照他的簡單指示。

　　「接下來的40次訓練，請選擇5個動作，每次訓練都做，但絕對不要有失敗次數，甚至連有點重都不要。盡可能做輕一些，每次訓練的任何動作總次數都不超過10次，你會感覺相當輕鬆。感覺太輕的時候就稍微加重。」

　　我完全遵照他的指示，在第22次訓練的時候，獨自在我家車庫的健身房，打破當時人生最高的上斜臥推紀錄（135公斤〔300磅〕推1下）。當時我身處寒冷的車庫，又沒有保護者，還能夠推145公斤（315磅）2下。其他動作都輕到像是要飛起來一樣，我到現在還是跟當時一樣非常訝異。

　　真的太簡單，簡單到我必須寫成幾十頁的文章來盡可能簡化。老實說，我越是試著簡化，就越多人對這個計畫感到疑惑。

我不完全認為我是個天才，不過我需要有人向我證明，如果我真的沒有無與倫比的智慧，為什麼我可以那麼輕鬆做到這些簡單的事情，但一大堆教練似乎都無法理解這個概念。

也許關鍵不過就是，我能夠遵循簡單的原則。

簡單肌力

所以我發明了簡單肌力。我實在很不願意，但每次跟人解釋「3組3下，感覺輕鬆就加重」都讓我心很累。真的很簡單，就是「3組3下，感覺輕鬆就加重」。

我的挫折感讓我必須講得更清楚。

讓我們先從一位沒有負重行走經驗的進階訓練者開始。3週後就能證明我是個天才，因為光是農夫走路就能改變一切。

開始前，請先注意以下規則：

1. 絕對不要有失敗次數
2. 使用適合進階訓練者的動作，遵循「10下法則」，也就是任一動作的總次數都不能超過10下。

進階運動員的暖身：
10-15下酒杯式深蹲（依喜好或需求調整組數）
75下壺鈴擺盪或髖絞鍊相關動作（1組10-25下，對髖絞鍊動作有很好的準備效果）
依需求打開活動度

有經驗訓練者的簡單肌力：

第一週

週一（1）2x5，週二（2）2x5，週三（3）5-3-2，週四休息，週五（4）2x5，週六（5）2x5，週日休息。

第二週

週一（6）2x5，週二（7）6x1，週三（8）1x10，週四休息，週五（9）2x5，週六（10）5-3-2，週日休息。

動作

推系列動作：你可以決定每2週輪替動作（同樣是推系列動作，但動作不一樣）。每2週可以輪替平板臥推、上斜臥推、肩推；或是和我第一次一樣，只做同一個動作。

拉系列動作：引體向上、反手引體向上（當然還有對握引體向上）效果似乎最好。我在一開始那幾天為了練習動作，常常只做6組1下。

髖絞鍊動作：根據你的需求，你有2個選擇：可以選擇硬舉系列動作（每2週輪替，例如粗槓硬舉、抓舉式硬舉、上膊握距硬舉、傳統硬舉、胯下硬舉、或哈克深蹲）；也可以做壺鈴擺盪，次數落在75至100下之間，但你必須有良好的壺鈴擺盪技巧。

許多人都發現，硬舉和壺鈴擺盪都做的效果非常好。我試過之後，也覺得這是最好的辦法，至少是目前最好的辦法。

　　負重行走：每次都要改變行走距離，可以的話，連負重方式都要改變。

　　你可能注意到了，我並沒有將深蹲列入動作清單。我執行這個訓練計畫接近20年的時間，發現深蹲在這邊並沒有什麼效果。深蹲是很棒的動作，但不適合這個計畫。

　　適合放進簡單肌力的動作如下：

　　垂直推
　　垂直拉（引體向上和系列動作）
　　硬舉系列動作
　　壺鈴擺盪和負重行走（暖身的擺盪對多數人來說已經足夠）
　　腹肌滾輪

　　壺鈴擺盪和腹肌滾輪，就像鹽巴和胡椒；其他3個動作才是主菜。

　　如果你想瞭解蹲系列動作，我列出來給你看（我當然希望你能夠成功！）：

　　蹲系列動作：前蹲舉、背蹲舉、過頭蹲、前抱式蹲舉、或SSB蹲舉都可以。

38

更簡單肌力訓練法

直接切入細節，這個訓練方法如下：

第一週

週一（1）2x5，週二（2）2x5，週三（3）5-3-2，週四休息，週五（4）2x5，週六（5）2x5，週日休息。

第二週

週一（6）2x5，週二（7）6x1，週三（8）1x10，週四休息，週五（9）2x5，週六（10）5-3-2，週日休息。

2組5下：應該要相當輕鬆，就像一般訓練中的第二或第三組暖身組一樣。概念（「秘訣」）就是讓這次訓練越來越輕鬆。

5-3-2：用2x5的重量做5下，然後加重做3下，再做紮實的2下。一定要做到那2下！！！

6x1：無論如何，記得每組都要加重，然後不能失敗！

1x10：在6x1訓練的隔天，用非常輕的重量做10下當作

「補強」。

有經驗訓練者的訓練範例

週一，第一日

上斜臥推：

75公斤（165磅）x5，75公斤（165磅）x5（一下最大重量是135公斤〔300磅〕）

粗槓硬舉：

85公斤（185磅）x5，85公斤（185磅）x5（一下最大重量是120公斤〔265磅〕）

引體向上：

2x5

農夫走路：

雙手各提47公斤（105磅），走100公尺來回（停三次）

腹肌滾輪：5下

　　第二日可根據心情和感覺來調整重量，重點是要出席並實際訓練。如果第一天太累影響到隔天也沒關係，只要記得減輕重量，並在速度不受影響的情況下，做到預定的反覆次數。

　　第三日應從2x5訓練的重量開始做5下，然後加重做3下，最後再加重做2下。一定要做到那2下。

　　多數執行簡單肌力計畫的人，都覺得第三日訓練是針對進步情況的測試，通常會在2下的時候使用很大的重量。這樣很好，

但做完這2下就好了。請記住，這是一個變強壯的長期方法，不要一直測試自己的能力。真正的努力要留在，呃，永遠都不要。

第四日和第五日最令人困惑。再次提醒，請根據感覺來調整槓鈴上的重量。如果感覺很輕鬆，就稍微加重。關鍵（又來了）在於：這個訓練計畫的目標，是慢慢提升輕鬆日的努力（負重），讓槓上的重量感覺很輕。如果現在舉95公斤（205磅），和幾週後舉110公斤（245磅）的感覺和速度都一樣，那就表示你變強壯了。

休息一天後，第六日的感覺會很輕鬆，也應該很輕鬆，這時候就多做幾下。

第七日的規則很簡單：你會做6組1下，每一下都要加重。看每下做起來的感覺，加2.25公斤（5磅）還是22.5公斤（50磅）都可以。最後一組不會是最大努力，只是單純的第六下而已。如果感覺有點重，加2.25公斤（5磅）就好；如果槓根本用飛的，就加多一點。

習慣刻苦訓練的人，會覺得第七日很奇怪。你的目標是根據感覺來決定重量，如果感覺很輕，當然就加上去；如果不輕鬆，就尊重當天的身體狀況，並請明白，未來還有很多機會變強壯。

第八日是「補強」日，請用很輕的重量，好好享受這10下反覆次數。可以使用最大重量的40%就好（想要的話可以再輕一點），利用這個機會，在前一天的大重量後好好放鬆。

第九日通常能讓人們瞭解本訓練計畫的道理。這天的重量感覺起來會太輕鬆，這就是計畫中進步的跡象。我當時還真的以為自己裝錯重量，還要反覆檢查自己有沒有算錯，因為槓鈴上的重

量真的感覺太輕了。

　　第十日的時候，人們通常會稍微自我測試。只要你喜歡，可以稍微測試自己，但一樣請不要失敗。

第三週：改變的時刻？

　　有些人會需要一些改變，有些則不用。對於第三週，我有一些建議：

第三週，選項一

　　帕維爾原本設計的計畫，是要我將第一週和第二週重複3次，效果非常好。第五週的時候，我的動作技巧已經熟練到不行，也打破幾個生涯最佳紀錄，上斜臥推一下就破了7公斤（15磅）（而且還是2下，不是1下而已），粗槓硬舉也大破紀錄（從120公斤〔265磅〕進步到145公斤〔315磅〕）。在這麼短的時間內，這樣的進步幅度確實相當驚人。選項一，就是繼續堅持一樣的計畫。

第三週，選項二

　　我比較喜歡讓運動員執行這個選項，就是在動作上稍微變化，例如從臥推改成上斜臥推、粗槓硬舉改成抓舉式硬舉、引體向上改成反手引體向上，這就是帕維爾的「一樣也不一樣」方法。只要小小的改變，就能讓運動員在8週的時間都保持很高的熱忱。

第三週，選項三

我有幾位運動員正在執行這個選項，而我相信（也許用「希望」這個詞比較恰當）這對速度和爆發力型運動員來說，是更好的選擇。這個選項包含更多代謝挑戰的降重週，描述如下：

第一日

借力推或爆發推，5組2下（10下法則），每組都加重，這樣就是很棒的訓練。

「舉起再放下」（以前稱為李維諾夫）：做髖絞鍊或深蹲動作之後，立刻接著做推雪橇或拉雪橇。在健身房內可能很難執行，但我曾經在戶外成功執行，只需要一顆壺鈴和一個山坡。

在健身房內做的話，深蹲完直接接雪橇非常有效，只是2個動作之間不要停頓。

第二日

只用左手！

- 服務生行走
- 公事包行走
- 單手前蹲舉（用壺鈴效果最好）
- 公事包硬舉
- 單手TRX划船（或用其他合適的器材）
- 單手臥推。

　　組數、次數、負荷、時間、和其他元素都「看狀況」，重點是訓練穩定和對稱的肌肉和動作。這些動作還會帶來意外的代謝挑戰，流的汗會比想像中多很多。

　　舉例來說，在公園裡用一顆壺鈴就能執行（聽起來很棒），運動員也可以挑戰各種面向的訓練。你會得到良好的訓練，同時練習精通身體姿勢和動作技巧。

　　單邊訓練也會讓心理稍微放鬆一些，畢竟接下來幾天要做什麼都知道了，所以可以在訓練時做些實驗，並稍微操弄一下張力和放鬆。

第三日

　　借力推或爆發推，5組2下（10下法則），每組都加重，這樣就是很棒的訓練。

　　「舉起再放下」（以前稱為李維諾夫）：做髖絞鍊或深蹲動作之後，立刻接著做推雪橇或拉雪橇。在健身房內可能很難執行，但我在戶外曾經成功執行，只需要一顆壺鈴和一個山坡。

　　在健身房內做的話，深蹲完直接接雪橇非常有效，只是2個動作之間不要停頓。

第四日

　　只用右手！

- 服務生行走
- 公事包行走

- 單手前蹲舉（用壺鈴效果最好）
- 公事包硬舉
- 單手TRX划船（或用其他合適的器材）
- 單手臥推。

　　第四週開始的時候，混合執行各種基本動作的變化（推、拉、髖絞鍊、蹲、負重行走），並使用與前2週一樣的組數次數安排，來檢視進步狀況。

　　完成本計畫以後（第一週與第二週總共重複4次；選項三則是一個12週的計畫），要根據你的目標來仔細檢測活動度、基本肌力、和計畫是否適合。

　　如果沒有預算問題，也許可以做功能性動作檢測（FMS）和血液檢查。

㉟

實際反覆次數與通常很單純的概念

　　雖然我很愛簡單肌力，但2次40天的訓練之後，真的需要一些變化。我通常比較喜歡溫和的改變。如果你有在用danjohnuniversity.com上面的課表產生器，我們已經幫你做好功課了；如果沒有，讓我們來看看我所謂「實際反覆次數」的基本概念。

　　現代訓練的一大問題，就是清除人們對於組數次數的垃圾觀念。很多人似乎都覺得，在湯瑪斯・德洛姆（Thomas DeLorme）出版《漸進式阻力訓練》（*Progressive Resistance Exercise*）和西歐德・海丁格（Theodor Hettinger）寫了《*The Physiology of Strength*》之後，人類身體似乎出現了很大的變化。

　　這2本書建立了我在這個領域的大部分知識。這2位作者研究了很多人，嘗試過各種想法，最後得出一些很棒的結論。我常常在演說的時候，歸納海丁格的作品：

- 小腿的肌力1週可以提升6%，臀大肌可提升4%，肱三頭肌3%，肱二頭肌則是2%。

- 男性比女性更強壯。在測試中，發現女性某些部位的強壯程度只有男性的55%（例如前臂伸肌），但臀部區域則有男性的80%。（教女選手投擲鉛球的時候，你會注意到她們在第一天就能滑步或旋轉，但可能還要些時間才能正確投擲，代表那個55%是真的！）
- 肌力在接近30歲時達到巔峰，會持續很長一段時間，然後漸漸下降，特別是未經訓練的人。
- 夏天訓練效果更好，維生素D可能是原因之一。
- 長久下來，注射睪固酮，似乎能讓任何人都得到更好的訓練效果。

最後一點說明了，為什麼那麼多白痴計畫，即使違反常理和經驗法則，卻仍然有用。

如果你會使用像是「組數」、「次數」等詞彙，甚至操作「漸進式阻力」，你就不能不感謝二戰時期一位名為湯瑪斯・德洛姆的勇敢醫師。1979年的時候，有人告訴我德洛姆著名的3組10下（或8下），是史上最佳的訓練方法。

泰瑞・拖德（Terry Todd）、珍・拖德（Jan Todd）、和傑森・舒爾利（Jason Shurley）都對德洛姆的影響多有著墨，並用以下這些話，來總結德洛姆的貢獻：

「二戰最後幾年，骨骼受傷的美軍多到讓軍醫院難以負荷。病人數量會累積那麼多，有一部份是因為參與戰爭的軍人為數眾多；但曠日廢時的復健方法更惡化了這個問題。」

「一位名為湯姆斯・德洛姆的軍醫，在1945年開始嘗試新的

復健方法。德洛姆利用肌力訓練，治療病人從小就有的疾病，並指出這種大重量訓練，能夠幫助受傷的軍人。」

「德洛姆的新計畫，會讓病人以10下最大反覆次數的重量操作數組，後來在1948年改良成阻力漸增的3組10下，並將這個計畫稱為『漸進阻力運動』。這個高強度的計畫，比原本的方法有效很多，因此立刻成為軍人與民眾物理治療計畫的標準。」

「德洛姆在1951年出版《漸進式阻力訓練》後，廣受醫師歡迎。這本書加上德洛姆關於漸進阻力運動的學術期刊，讓肌力訓練受到正視，也是阻力訓練科學基礎的重要推手。」

奇怪的是，今天很多人忘了德洛姆，或是根本沒聽過這個人和他開創性的見解。

我的訓練架構有很大一部份來自海丁格和德洛姆。每次講到次數和組數的時候，我都覺得自己站在巨人的肩膀上。

你已經知道我基本上把訓練分成5個動作。你當然可以做更多的訓練，但請容許我問你：「為什麼？」

關於基本動作，推、拉、蹲這3種動作每週的訓練量都應該相同，它們屬於肌肉生長、活動度、柔軟度和爆發力動作，請維持相同的訓練量。

多數人似乎都做不到這點。通常我看到別人的訓練計畫，都是1週200下推系列動作、50下拉系列動作、還有10下的蹲。不應該是這樣。

我希望的是3種動作都是75下之類的。如果你連續2週執行每週3次、5組5下的臥推、引體向上、前蹲舉，並搭配肩推、划船、和背蹲舉，我就可以安心去睡了，因為你真的有在訓練。

推、拉、蹲系列動作，你可以使用3組8下、5組3下，或任何讓總次數落在15至25，頂多30下的安排。如果你是競技運動員，可能得做3組3下或5組2下，但我們多數人只要依循德洛姆的數字即可。

至於髖絞鍊動作，我就必須關心你做的是什麼。如果你有做壺鈴擺盪，而且次數介於75和500之間，那你的訓練就很不錯。很長一段時間以來，我一直覺得250下擺盪就是長久之計，但我把數字稍微下修。75下擺盪就是5組15下，會是很好的暖身甚至訓練。增加壺鈴擺盪的重量也是個辦法，但總數125下似乎是長久可行的數字。

但是硬舉也屬於髖絞鍊動作。試想：用24公斤的壺鈴做75下擺盪，會有很好的效果，但和用225公斤（500磅）至275公斤（600磅），做沒幾下硬舉比起來如何呢？我不知道！

至於負重行走，請確保每天都要有點不一樣。我有一些奇怪的負重行走訓練法，例如負重背包、拉雪橇、提農夫槓同時腳上綁著迷你彈力帶等等，很有趣。單手拿重量，走的時候不斷換手也很棒；用雪橇做幾次高品質衝刺也很好。

無論如何，每次都要不一樣。

給菁英運動員或訓練卡關者的額外資訊

其實訓練的順序不一定要按照這樣：

暖身

推

拉

髖絞鍊

蹲

負重行走（負重走路／跑步／衝刺）

矯正動作

事實上，我覺得過去10年來真正的體悟，是明白了運動員對於肌力和弱點的認識，在訓練系統中扮演的角色。我對訓練計畫的看法就此改變。

簡單來說，就是要將訓練的時間減半。沒錯，要算數學。

如果每天的訓練都是1小時（大概適合多數肌力訓練計畫），則上述模板計畫的總時間是1週5小時。菁英運動員1週可以在重訓室訓練高達10小時，但這就表示實際運動訓練時間會達到1週40小時，因為訓練還包括錄影、比賽、以及所有的休息時間，對於職業選手來說，「所有的休息時間」可能很長。

我的簡單方法就是：將所有時間減半。每次訓練的前半段，都應讓運動員以自身感知的肌力執行5大基本動作，活動度和柔軟度的矯正，也在同一時間執行。

我漸漸發現，這是人性的一部份：如果我在你做得好的時候給予稱讚，你就會願意做矯正動作這種小事。

另一半訓練時間專門處理弱點或缺失。運動員都要學習新的技術和動作，必須花費所有精力把它們都練熟。以前向迪克・諾特麥爾（Dick Notmeyer）學習深蹲的記憶仍歷歷在目，每組每

下都會帶來很大的身體、心理、和情緒壓力。學習用全幅度做前蹲舉真的很累！

對許多人來說，酒杯式深蹲、壺鈴擺盪、起身等暖身動作，也可以當作矯正動作。對於正在學習深蹲的人來說，建議可在臥推的組間休息做一組酒杯式深蹲，這樣當然會讓動作型態更好，也會讓他有更多時間把動作練熟。如果你認真嘗試，就會驚呼，原來這個足以改變比賽結果的關鍵，竟是那麼簡單。

矯正動作可以是一般視為暖身的壺鈴動作，也可包含任何針對特定活動度的矯正動作，當然也可以是滾筒和一般提升柔軟度的動作。執行矯正動作的意義並非只是組間休息，其實你正在積極處理自己的問題。

時間的利用不一定總是盡善盡美，畢竟進階運動員在重訓上的弱點通常不太多；但他們幾乎都忽略了負重行走，深蹲通常也都蹲不深。訓練的最後才做深蹲、農夫走路、或雪橇會相當累人，也許休息還能帶來更好的效果。

可以在動作組間加入矯正動作，將整個訓練過程不曾做過的動作加進去。

請記住以下這句絕佳的執教概念：缺失（不足）必須矯正，但讓你贏得比賽的是肌力。

若一切順利，很快你就沒什麼好矯正的了。

將簡單肌力運用在競技運動

簡單肌力有沒有用？有。

所以為什麼我們不讓「A」運動員執行呢？

有啊，他們進步很快，大家都很開心。

那「B」運動員呢？

呃，你也知道……還是要看人啊！

㊵
肌力與體能教練的各個象限

　　幾年前，帕維爾曾問我一個簡單的問題：「肌力與體能教練的角色是什麼？」

　　很簡單啊：教學生練肌力。學生來，我們訓練他們，他們變強壯，然後……大家都開心。

　　帕維爾繼續說：「你說的沒錯，但肌力與體能教練的意義又是什麼？」

　　這是個完全不一樣的問題。

　　我可以用許多層次來瞭解問題的答案。有時候，一個人越有經驗，就越難將所有衝突和矛盾的想法整合起來。

　　多年前我在書上讀到，有一位年輕女孩舉手問一位核子戰爭的專家說：「我們就把所有武器都毀掉，一切不就簡單多了嗎？」

　　該名專家雙手摀著頭說：「真有那麼簡單就好了。」

　　我的任務很簡單，就是找出肌力與體能教練的意義，讓我們可以「立刻」描述出，肌力與體能教練，在達成特定目標的過程中扮演的角色。

　　我的黃色小筆記本裡面有一些塗鴉、圖畫、圖表、和圖形，我常常把它拿出來看，試著從這些紀錄，找出肌力與體能教練能帶來的影響。我想了很多，但讓我保持理智的，卻是一個無比簡單的概念。

　　這個概念是：只有某些人會需要在重訓室中追求最大的數字，這些人因為基因、國籍、目標等因素，得以比地球上其他人做到更重的抓舉、硬舉、深蹲。他們都有一個願景、一個目標。

　　我們其他人則必須為了某個目標而變得相對強壯，但和這些追求單一特質的金字塔頂端運動員相比，我們不會那麼強壯（或快速等等）。

　　有些人需要將很多特質提升到相對高水準；有些人只需要稍微接觸各個面向即可；有些人則必須變得相對強壯，同時在另一個領域（沒錯，很多情況下真的是另一個領域），追求高水準的表現。

　　我將我的想法分成4個象限，橫軸是人類能力的極限，縱軸則是追求目標者，會需要的特質數量。

　　第一象限代表特質數量多，但都在較低的水準。青少年體育課可能落在這個象限。

　　第二象限代表特質數量多，且都在相對較高的水準。碰撞型運動和職業落在這個象限。

　　第三象限是特質數量少（2到3樣），都在相對較低的水準。我們多數人都落在這個象限，但奇怪的是，多數奧運選手也在這個象限。

　　第四象限是特質數量少（也許2樣），加上最高水準的人類表現。百米衝刺選手、奧林匹克舉重選手、單項健力選手都在這個象限。

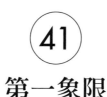

第一象限

　　小時候的歲月很有魔力。或者我們應該說，以前小時候的歲月很有魔力。我記得小時候耶誕節我最喜歡的，就是媽媽的包裝紙用完後，都會把剩下的大紙筒給我。

　　這些紙筒會變成和敵人打仗時用來射擊的大砲、為自由奮鬥時使用的砲管、還有制服三劍客敵人的寶劍。我們會爬到樹上狙擊敵人、鑽到沙發底下，通常給大人添了不少麻煩。在我家，這些工具成為美國各種戰爭中，讓我們活下來的武器。

　　今時今日的操場，已經沒有猴架（monkey bar）、鞦韆、翹翹板、和操場該有的各種好玩的設施。這種「安全」是有代價的，讓現在的小朋友無法獲得身為人類的基本經驗。

　　喬治‧赫伯特（George Herbert）大約100年前就警告過我們，他說我們的人生中，有10項工具可以救我們一命。

追逐：走、跑、爬
逃跑：攀爬、平衡、跳、游泳
攻擊：丟、舉起、打擊

這些動作我小時候都學過了，如果可以的話，我還想再加2樣：翻滾（或跌摔）和騎腳踏車。

有一個老故事，說的是一個學神學的年輕人。經過幾年的求學後，這位年輕人在回家的路上必須過河，因此雇了一艘船。船行駛在河流中間的時候，船夫問他一個問題：「你在學校是學什麼的啊？」

「關於宇宙、人生、萬物的重要事物。」

「噢。那你有學過游泳嗎？」

「沒有，我只學重要的東西。」

「哎呀糟糕，船要沉了。」

第一象限是人生重要的階段，我們學習和環境全面互動。我們用攀爬或爬過各種東西來學習垂直環境；我們用鑽到各種東西下面、跳過各種東西、到處跑來跑去以學習水平環境。

這些都是人生的課題。如果你小時候都沒學過赫伯特提到的技能，你還有什麼時候可以學？

42
第一象限訓練

　　我很討厭一件事情，就是走進旅館（通常都在很累的狀況）看到一堆穿著1,000塊制服和裝備的小孩，直接用手去拿自助早餐的食物。這些小孩都屬於「菁英」隊伍，他們也會一直炫耀。

　　這些小孩的父母會花錢，讓再小或再弱的小孩都能比賽。在我的世界裡，都是別人花錢請我的球員比賽，才不像這些小孩的父母，這些父母都堅信，參加菁英隊伍，可以讓孩子得到最好的教育。

　　自由教育的關鍵是教育，這點在課堂裡就做得很好，孩子們可以參與並追求自由教育的崇高理想，也就是一個自由人（而不是騾子）的教育。自由人教育的內容就是寫作、閱讀、和創作。

　　那些讓小孩參加菁英隊伍的家長，還不如把花在運動的錢裝在咖啡罐埋在後院，這樣還能幫孩子省下更多的教育基金。

　　大衛・艾柏斯坦（David Epstein）的《跨能致勝》（*Range*），就完美說明了這點。所謂一萬小時的原則，只在能提供立即回饋的領域和有固定模式的能力上適用。一萬小時原則在古典樂器、西洋棋、高爾夫上有效；但在其他領域都沒有用。

　　過早專項化忽略了 2 項競技運動的成功關鍵：基因和地理因素，而這 2 項也是我從艾柏斯坦的第一本書《運動基因》(*The Sports Gene*) 歸納出來的重點。

　　我很慶幸自己能當運動員，因為小時候我家人唯一允許我做的團隊運動，只有教堂球 (church ball)。但是，我每天都運動大概 6、7 個小時。我們喝水跟一般人不一樣，都直接拿水管喝的。我們根本不暖身，因為都在忙著玩；我們都等到媽媽大喊該吃晚餐或天黑了，才緩和下來。

　　我真的很想念那段日子。

　　小孩到底該做什麼呢？首先讓我們複習一下喬治‧赫伯特的見解：

追逐：走、跑、爬
逃跑：攀爬、平衡、跳、游泳
攻擊：丟、舉起、打擊

　　提姆‧安德森 (Tim Anderson) 的《原始肌力》(*Original Strength*) 其中一個重點，就是要把多數人上述這些缺陷，重新練回來。

　　操場和游泳池可以孕育出未來的偉人。今天，「攻擊」這個選項也許應該有一些訓練，但我們都只用泰德‧威廉 (Ted William) 的訓練手冊，然後只能自己找出重量訓練的方法。

　　我這個年紀的人大概都是用「看圖學習法」來學重量訓練。我爸媽還有教我打拳，也許這是我相對於其他人的優勢。

　　我說過，我在赫伯特的清單上又加了2項：翻滾（或跌摔）和騎腳踏車。我常常跟人家說：對我來說，家裡最危險的東西是地板（或階梯）。對我這個年紀的人來說，地板很可能會致命。我從柔道學到的技巧，還是有辦法在我滑倒或絆到東西的時候保護我。

　　騎腳踏車呢？我參加緊急狀況準備會議的時候，講者說，不管發生什麼事，你一定要能夠離家90英哩（145公里），不管是核災或生化戰或地震都一樣。她透過模擬告訴我們，一般來說，90英哩（145公里）可以保證你的安全。

　　我一直都有幾部簡單的腳踏車（沒有特殊配備、沒有腳煞車）可以讓我和家人離家90英哩（145公里）。我們從來沒有為這個挑戰訓練過，但我們做得到。我們可以帶著這些腳踏車，穿過倒塌的快速道路，或走過瓦礫堆。我們有一個裝有72小時緊急物品的背包，所以至少能夠逃離。至於接下來會怎樣……我不願意去想。

　　這些都是攸關性命的教訓。赫伯特清單上的動作，在年老之後會很難學，但都能夠救你一命。

　　而且……很好玩。

43

第二象限

　　令人傷心的是，大家都喜歡閱讀，甚至嘗試格鬥選手、NFL選手、海豹部隊、和特種部隊的訓練計畫。問題在於，他們根本做不到。

　　第二象限是碰撞型運動和職業的領域。要打NFL，可能需要100種特質，包括體型、速度、以及在規則內隨時改變策略的能力。要發展出這些能力，可能需要10年的時間。

　　有一次，我用一個在100門課都拿B＋的人當例子，來解釋這個概念。他在任何領域都不是最強的，但對很多事情都相當拿手。如果你已經22歲，但是沒有加入海軍，或任何一支菁英一級美式足球隊，那麼除非上帝顯靈，不然你變成海豹部隊隊員或NFL球員的機率，幾乎是零。

　　肌力與體能教練在面對碰撞型運動和職業時，扮演的角色是「看情況」。有時候世界上最好的答案就是「看情況」。

　　提升肌力，顯然會讓多數人更能面對難題，也更有用。我想很多人都想要在晚上有人車子爆胎、自來水管線破裂、有人無法控制嘔吐的情況下幫助他人。

　　這些人很強壯，也很能面對難題，而重訓室能讓他們更強壯。

　　事實上，就算我們有全世界最好的設備、最棒的教練、最努力的人，還是可能會輸。有時候天賦就是比訓練更重要。而且老實說，在戰爭的情況下，敵人也是很重要的影響因素。

　　壞事難免會發生。

　　沒錯，肌力與體能教練可以影響第二象限的人，可以讓一些素質進步。

　　但是，沒有辦法保證成功。

㊹

第二象限訓練

　　我在人生中學到最艱苦的一課，就是槓鈴（以及所有漸進式阻力訓練）可以為我們帶來神奇的效果。你在1965年買的那組小小的槓鈴器材，會讓你變得更強壯、魁梧、精實、快速。

　　就是這麼簡單。迪克・諾特麥爾幾乎每天都跟我說：「舉最重的人就是最強壯的人。」

　　但是所有事情都會有個「但是」：迪克講的是變強壯。「一磅換一磅」（pound for pound）這個詞現在基本上已經不存在，卻是我年輕時的中心思想。

　　1970年代中期出現了珍・芳達（Jane Fonda）的「go for the burn」影片，加上阿諾的雙手二頭肌姿勢成為大眾訓練的焦點，全世界開始瘋狂追求苗條曲線和粗壯手臂，認為這就是肌力訓練，很多人也開始跟我們說，他們想要看起來像運動員。

　　「看起來很像泰山，但運動表現就像是他的女友珍妮。」這個詞就是在這個時期出現。**這個詞絕對是性別歧視**，但我們都知道背後的意思：「像海豹部隊的訓練」或「看起來像運動員」就和抽脂和隆乳一樣，就只是好看而已。

你如果要這樣，我完全不反對。我不在乎你的訓練目標，也不管你用什麼手段。如果你只想練好看……那就祝你好運。

不過我很確定一點：你需要把沙發搬上樓的時候，可能還是會找我。

第二象限的問題，就是一般人常常想要「看起來像」第二象限的人。不可否認，這點確實很誘人。如果能看起來像NFL的防守後衛，或是菁英球隊的特殊球員，真的很吸引人。

當然，他們其實看起來並不像電視或電影明星。一般來說，他們更像是你的鄰居，除了沒有被派遣到中東服役。另外，他們也有能力闖入你的房子、車子、船、或飛機，坐在裡面72小時只盯著同一個點看，也有辦法在使用完東西後，讓這個東西變得更好。

第二象限的人非常少見，他們很多特質都有很高水準。你也許速度和強壯程度不如奧運選手，但可能比受過良好訓練的人，在很多方面都更快速更強壯。高水準的橄欖球員，幾乎在任何面向，都會比你更加魁梧、快速、強壯、精實，而且幾乎你人生中嘗試過的任何事情，他都比你做得更好。

第二象限的訓練，絕對不是**看起來像**第二象限的人而已。你必須真的非常強壯，不能只是看起來非常強壯。如果要練耐力，就必須認真練耐力……絕對不是自拍40張看起來有在訓練耐力的照片而已。

如果要變強壯，你必須舉起大重量、努力訓練。

要更有耐力，你必須準備好一次訓練幾小時或好幾天，這跟拍電影可不一樣。面對任務或比賽的時候，你必須勇敢面對挑

戰。這跟好萊塢那些狗屁可不一樣，這是生與死的差別。

　　如果你想從事碰撞型運動或職業，我可以幫你成為第二象限的人；但是我無法幫你**看起來像**從事碰撞型運動或職業的人。你必須變強壯。

　　沒人在乎你看起來的樣子。

　　大家在乎的是你能否完成任務。

45

第三象限

　　我這輩子都活在第三象限。自從歐提斯·錢德勒（Otis Chandler）違抗他在史丹佛的教練，偷跑出去做重量訓練，然後打破維持很長一段時間的鉛球紀錄以後，所有投擲選手都知道必須做重量訓練。跳躍和衝刺選手也很快發現了重訓室的好，表現一下就出現明顯進步。

　　澳洲的長距離比賽教練波西·賽拉提（Percy Cerutty）後來向我們展現，馬拉松選手也必須做到2倍體重硬舉，還有自身體重肩推。

　　在田徑的世界裡，你只要練習自己的項目，和做重量訓練就可以了。

　　就這樣，這就是第三象限。專心加強自己的項目，然後一點一點提升肌力，一段時間後，只要有適當的緊張和喚醒程度，你就會變得更快、更高、更遠。

　　你的重量訓練程度，當然不如菁英健力選手或舉重選手，但你會比身邊多數人強壯很多。當然，舉重選手和健力選手的表現，不是由標線和計時器決定，而是重量。

雖然第三象限不一定能把每個人都包含在內（基本上，第三象限就是肌力與體能教練在運動員身上扮演的角色），但多數人在設定目標和達成目標的時候，都應該想著「第三象限」。

要減脂：舉起重量，然後自己準備合適的餐點來吃！

要健康和長壽：要有充滿活力和美食的社交生活，並且多出去走走。

一般來說，第三象限有2個重點。你當然必須睡得好、打開活動度、和讀些好書；但鐵餅選手則必須投擲鐵餅，也要變得更強壯。

肌力與體能教練最重要的工作，就是讓成功之路變得更單純：做這個和那個就好。

「那我在節目上看到的那個呢？」

賞他一巴掌！！！

做這個和那個就好。

就這樣。

第三象限訓練

鷹獵術語裡面有一個很棒的字叫做「yarak」，指的是一隻猛禽在飢餓和狩獵時的視覺，這個時候，牠會完全專注在一件事情上⋯⋯食物！

我們多數人都屬於第三象限：我們需要合理的肌力、柔軟度、活動度，還有你可以想像的各種能力。

其實，如果你是運動員或藝術家，在討論健康、適能、長壽、表現的時候，大多只需要擔心1、2件事情就好。就統計上來說，「不要吸菸」和「繫上安全帶」是讓我們活得更久的2大關鍵。如果要減脂，就要準備有營養、有飽足感、熱量又低的餐點，然後每天都要活動。當然，其他東西也有效，但剛剛提到的才是關鍵。

如果要在田徑運動達到世界級水準，只需要遵循毛宏教練的建議：1週練習你的專項4次，並做重量訓練3次。毛宏教練接著說：「持續8年。」多數人都沒辦法堅持那麼久。

如果你展開1場為期8年的減脂之旅，每年365天加上2次閏年的額外2天都能達到熱量赤字，「奇蹟」就會發生。

這就是第三象限的關鍵：專注1、2件事情，持續很長一段時間，就會發生奇蹟。

你看，有松鼠！

我們常常開玩笑說，第三象限的問題就是，你開始旅程的時候，注意力會馬上轉向更新更炫的事物。

這是我的經驗法則。

松鼠！

我到底在說什麼？

要在第三象限成功其實非常簡單：找到達成目標的1、2項關鍵（最多3項），日復一日做好基本功。

就這麼簡單：堅持基本功，忽略松鼠！

第四象限

　　幾年前，有一位球隊管理階級的人問我，要怎麼提升隊員的速度，當時我和他分享一位優秀衝刺教練貝瑞‧羅斯（Barry Ross）的觀念，這些觀念似乎和傳統訓練方法大相逕庭。羅斯讓他的衝刺運動員做硬舉，然後休息5分鐘。他只讓運動員用對的速度訓練衝刺，只要動作品質下降就停止；他也完全不讓運動員做慢速度訓練，這些運動員「維持身材」的方法，就是1個月裡每週走3次15分鐘的路，只有一個規定：你每次都要走得比上次更遠。

　　效果很好。

　　那位主管的回答讓我猝不及防：「就是這樣，我們也要這樣做。」

　　他似乎興奮過了頭，要我們立刻放棄其他肌力與體能訓練，只採用羅斯的計畫。

　　我不知道怎麼跟他解釋，只好委婉跟他解釋：「這是最愚蠢的方法。」

　　衝刺（特別是100公尺衝刺）只有一個重點（特質）：你能

跑多快？開賽槍響後你的反應當然要快，但你不需要敏捷度，也不用擔心碰撞。

我雖然很喜歡舉重選手、健力選手、衝刺選手的各種訓練計畫，但他們通常都只需要擔心一項特質。沒錯，奧林匹克舉重需要柔軟度，但在今天罕見的菁英選手中，其他特質早就由基因決定了。要成為菁英舉重選手，你必須天生適合舉重，而且出生在適合舉重的地方：基因和地理因素。

如果你國家最受歡迎的運動是衝刺，你就會找到很多衝刺選手；如果是奧林匹克舉重，你身邊就會有很多舉重選手。

再說，如果你真的能用很糟的柔軟度，和很爛的技術挺舉275公斤（600磅），你也將是史上第一人。

第四象限的訓練內容讀起來很令人振奮，看起來令人驚奇。

很少人可以勝任這些運動的教練。我們從第四象限學到的經驗確實很值得，但這些經驗無法應用於需要多項特質的運動。對籃球而言，只有速度快沒有用；對足球而言，只會抓舉也沒有用。

第四象限是人類單一特質表現的極限，不是每個人都適合。

48

第四象限訓練

比爾・馬奇（Bill March）是我的偶像。他不僅是世界級健美選手，也是我認識最強壯的人之一。在舉重生涯的後期，他曾經用175公斤（390磅）紮紮實實做到上膊加上推，50年後的今天，還是令人津津樂道。

沒錯，有人做得更重，但他們的腿都有借力，而且背部向後傾斜很多。比爾推175公斤（390磅）的時候，背部沒有向後傾斜，膝蓋也完全鎖死。

比爾的訓練方法與眾不同，他是等長收縮訓練的始祖之一。他每週有幾天會開數次115英哩（185公里）的路，到一個家庭式健身房訓練，訓練時間都只有36秒。

你沒看錯：36秒。

每次訓練都做12秒的等長訓練：一天讓動作維持在臥推、硬舉、深蹲的最低點、另一天在動作的中間、第三天則在最高的位置。他最近解釋這項計畫的時候，提到了一個重點：

他當時不覺得這是對的方法。

但這確實是對的。

　　這就是第四象限的思考模式。如果要達到人類史上最佳表現，你也許不能走人家走過的路，而是必須自己開創一條全新的道路。

　　貝瑞‧羅斯只讓他的衝刺選手做快速的訓練，不准慢跑。他特殊的體能訓練，不過就是一系列的12分鐘走路，選手只要走得一次比一次遠就好。別傻了，第一天就給我走好走滿！

　　第一次聽到的時候我簡直不敢相信。不可能有效吧？

　　結果真的很有效。

　　全世界各種運動的菁英運動員，都一直在探索並實驗一些沒人試過的新想法和新工具，這就是第四象限訓練。

　　非常困難，但只要有效，不管有多瘋狂，就是有效。

　　如果真的有效，就是對的方法。

⑭

簡單肌力與老手運動員

我在我寫的《你準備好了嗎？》這本書中，把所有人分成2類：

現役運動員（A^2）

其他人（E^2）

但是我本來用的字不是「現役」，而是「老化」，很多人看了不開心。

請注意：如果你已經超過22歲，而且不是職業選手，或不在你運動項目的最高層級，你可能永遠沒辦法達到這個程度。寫這些很令人難過，但這個說法並不完全錯，所以我一再重複。

尤里·謝迪赫（Juri Sedych）仍然是鏈球世界紀錄保持人。有一次我和他一起吃午餐的時候，他跟我說：「菁英運動員每年都會持續進步。」

我看了看自己的努力成果，只能偷偷掩面哭泣。

　　鐵餅選手約翰‧包威爾（John Powell）讓我更傷心。他曾說，如果你盡心盡力在你的項目中訓練3年，還是無法達到世界級水準，你可能就永遠到不了了。

　　所有反對過早專項化的論述中，這是我聽過最棒的一句話。

高峰訓練計畫或目標達成

　　我不認為有多少運動員能達到表現高峰，也不認為多數人有辦法達成目標。原因並非不可能做到，而是多數人（包括運動員）雖然開始時都做得不錯，但之後就會往100萬個方向走偏。

　　我之前也講過，破紀錄常常發生在運動員宿醉的時候……或某些事情出錯的時候。我投擲出大二最佳成績的那天比賽遲到，必須躲在幾個支持我的粉絲後面換衣服，而且上場前還踩到球衣滑倒。

　　當天第二次投擲是當時人生最高紀錄。我在沒有暖身，沒有計畫的情況下破了紀錄。

　　身為肌力與體能教練，讓運動員盡可能變強壯是我的職責。很神奇的是，肌力越強的人，通常都能把事情做得越好。我常常說，我已經60多歲了，但朋友需要搬沙發的時候，他們第一個想到的都是我。

　　針對專項運動來訓練、熟練各種戰術和策略、並讓自己變強壯，或許是達到巔峰表現最好的辦法。當然，睡眠、消化（其實大小便在比賽日更重要）、營養顯然都很重要。

但更重要的是，不要把事情搞砸。

這麼說來，高峰表現常常只是留在正常道路上而已。你已經走過這條路很多次，可能覺得無聊和厭煩。

不管怎樣，請堅持走下去。

讓我分享我對於高峰表現和達成目標的祕密。

1. 首先，請認清你並非萬能，不要做蠢事。請欣然接受。現在請你答應自己：目標就是堅持目標，任何不相干的額外計畫都會阻礙你。不要去做這些事。

2. 幾張紙比動手術便宜多了。寫下你的計畫、達到目標的特定日期、以及過去哪些方法有效、別人用哪些方法得到好結果。這樣就完成了計畫的99%。

3. 用紅筆在日曆上的重大日子畫X，這樣你到時候就不會不知所措。接著，拿黃筆來標示有特殊行程的日子，這些日子的行程可能很單純，例如期末考，或送狗狗去動物醫院。

4. 偷偷走上別人的路。你嘗試的任何事情，都會有一大堆資訊可供參考。凡成功必留下痕跡，請遵循這些方法。

5. 張羅矯正動作所需的工具、補給、和資訊。如果計畫中需要使用滾筒，就去取得一個滾筒。每次訓練大概留10%的時間，執行修復工作、矯正、活動度、柔軟度等任何你覺得有幫助的事情。

6. 如果你是運動員，你80%的訓練時間應專注於你的運動項目。對大多數人而言，10%的時間應拿來做肌力訓

練，最後的10%則做矯正（計畫性恢復），但大部分的時間都要專注於運動項目。

7. 多數情況下，比賽前1天要是80%日（很難定義，但多數人都能憑感覺抓到），前2天則是60%日，甚至也許只要暖身就好。這個「賽前2日法則」已受過時間的考驗。如果是重要的比賽，盡可能在3天前或是4天前完全休息。請不要在最後1週加入好幾週、好幾月、甚至好幾年的刻苦訓練。

8. 檢查清單，讓航空業變得安全許多。請使用這個簡單的成功公式：做一張檢查清單，然後好好遵守。如果暖身或活動度動作等任何方面有需要，就做一張清單。這讓我想到，有一次有支美式足球隊去參加比賽，但忘記帶球……我會記得這件事情，是因為那支球隊的總教練就是我。使用清單，可以讓腦袋有更多空間專注手邊的工作。

9. 任何計畫或系統都要每2週檢視1次。只要還在正確的方向，都可以稍微修正。

10. 一定（！！！）要先想好計畫、賽季、或系統完成後要做什麼。換句話說，眼光要放到終點線以後。早在你抵達終點線之前，就要先想好「然後呢？」

51

簡單肌力與訓練的祕密

成功的一大關鍵，不過就是出席而已。

但是「堅持下去」也一樣重要。

簡單肌力，就是教大家持續出席和堅持下去的方法。

高水準表現的關鍵，常常就是持續訓練，然後不要自己亂搞而已。我聽過不少人由於嘗試了某種新事物，就毀掉了數月甚至數年的計畫，例如一名運動員，在奧運決賽前，去做人生第一次的瑞典式按摩。

「按摩免費呀！」

沒錯，但很可惜，這名運動員全身的張力都不見了，運動表現當然慘不忍睹。

偉大的教練也可能犯錯。波西．賽拉提讓他一名選手在奧運決賽賽前，嘗試一個新的暖身方法，結果效果不好。效果當然不會好。

我見過有些運動員，會模仿對手的訓練方法，我就曾經在擲鐵餅暖身時，刻意加上幾個轉圈，只是想讓對手費心思考我到底在做什麼。

　　我完全不會感到抱歉。

　　簡單肌力是終極的「出席」計畫。任何單一動作的效果都不顯著，但1週5天每個動作都做，2個月後就能累積成果。

　　將簡單肌力與適當訓練方法結合，可以達到絕佳的表現結果。對於一般訓練者而言，簡單肌力讓你可以專注於成功的真正關鍵：良好的睡眠與營養。

　　就這麼簡單。

52

什麼叫做重

　　瞭解簡單肌力的關鍵，在於一個簡單的概念：瞭解什麼叫做重。我有50多年的訓練經驗，所以相當瞭解，但其他人則需要更多的說明。

　　有人跟我說，要把這個概念稱為「運動自覺強度」（RPE，rate of perceived effort），有人的建議更糟，要我使用百分比。但是說真的，如果太早開始討論百分比，根本就是如履薄冰。

　　我曾經親身體驗。在我的概念中，有接近最大重量、最大重量，跟最大最大重量。如果你1個月左右做1次，你的一些動作，可能會有1個類似最大重量的數字。槓鈴訓練動作的接近最大重量，通常是45公斤（100磅）或90公斤（200磅）這種數字，或是純粹計算槓片重量，例如60公斤（135磅）或100公斤（225磅）。

　　對了，這些數字通常都是騙人的，因為很多人（特別是男生）都會吹噓。我常常跟我女兒說，如果有男生炫耀自己的臥推有90公斤（200磅），就要輕輕靠在他身旁，跟他說：「天啊，你好可憐！」

　　最大重量，就是你真的很努力訓練才會有的數字。你可能專心訓練了很多年，終於能加上很多大槓片，數字也相當大。你已經發現線性週期的缺失，需要在訓練中增添變化；你也可能必須使用恢復工具，才能繼續達到這種表現。

　　你知道接下來我要說什麼了：最大最大重量，會是一項人生成就，必須冒著一定程度風險才能達到。最大最大重量背後都會有故事，而且你可能一輩子只能做到那麼1次。通常，我的最大最大重量故事開頭都是：「為了要贏，我需要……」

　　當然，我對百分比的疑慮在於，如果你的臥推是90公斤（200磅），用90%做2下會非常可行，也就是82公斤（180磅）一定可以做2下。不過你達到135公斤（300磅）或181公斤（400磅）以後，會需要一段時間的訓練，才能用122公斤（270磅）做2下，或用164公斤（360磅）做2下。

　　如果你能做到275公斤（600磅）的臥推並贏得大賽，然後有人跟你說，你應該可以用245公斤（540磅）輕鬆推兩下，請賞他一巴掌。

　　重是相對的概念，你知道的。

　　我還記得第一次認真訓練，是為了追求三位數的表現。我可以翻出我以前的訓練紀錄，看到當時的自己，連38公斤（85磅）的臥推、前蹲舉和上膊都很吃力。

　　1年之後，我費盡千辛萬苦，才讓臥推提升到90公斤（200磅）。後來我練到135公斤（300磅）的時候，我就在想，2年前連45公斤（100磅）都很吃力是怎麼回事。

　　可是，第一次臥推45公斤（100磅）真的意義重大，當時感

覺很重！當時推45公斤（100磅）的專注程度，也許還大於幾年後遠超過45公斤（100磅）的重量。

要讓簡單肌力訓練計畫發揮作用，你必須瞭解這2件事：

什麼叫做重？

什麼叫做合理？

寄信問我簡單肌力的人，大部分都是想知道動作的重量百分比。我都回信告訴他們，要找到合理的重量，也就是夠重的重量。

沒錯，很模糊。

如果你的硬舉有315公斤（700磅），用157.5公斤（350磅）做2組5下非常輕，但其實還是很重（157.5公斤做5下會讓全身相當用力）。如果感覺太輕，就在下次加重。如果還是太輕，下次再繼續加。請找到合理、可重複、可執行的負荷。

每次完成40天的訓練後，我都會有種奇怪的勇氣，讓開始的重量比自尊心所允許的還要輕，然後很快就加重。請記住，這個40天的訓練方法只有1個規則：

不要有失敗次數。

絕對不行。

只要有失敗次數，你就弄錯這個計畫的意義了。1週訓練5次，每次都做同樣幾個基本動作，幾週下來，也會累積驚人的訓練量，你其實正在溫柔地提升全身的肌力。

沒錯，聽起來很簡單。

畢竟名稱就叫做「簡單肌力」。

53

簡單肌力的變化

　　我從來不確定，為什麼我能夠在沒有任何困惑的情況下，執行原版的40日訓練。內容看起來相當清楚：

　　「接下來40次訓練，請選擇5個動作。每次訓練所有動作都要做，不可以有失敗次數，甚至連掙扎都不要。重量盡可能輕一點，而且每次訓練中，任一動作的總次數都不要超過10下，就這麼簡單。如果重量感覺很輕，再加更多重量。」

　　我從15年前開始執行這項計畫以來，對於有人連這個計劃都能搞砸，感到相當錯愕。當然還是要注意一些事情，但能搞砸這個計畫，還是十分令人匪夷所思。

　　首先，我先認真做幾個動作的最大重量。使用大約最大重量50%的輕重量來訓練，這樣還是讓我可以用75公斤（165磅）來做上斜臥推，以及超過135公斤（300磅）來做硬舉。我的身體（其實任何人都一樣），仍然可以從這些「輕」負荷獲得刺激。

　　我不確定22.5公斤（50磅）或45公斤（100磅），是否真的能讓身體向上適應；奇妙的是，我也不確定這些負荷，是否真的「不會」讓身體產生適應。

　　再來，我都會選擇自己較不擅長的動作。

　　當時我連下班後身穿polo衫和卡其褲都能臥推182.5公斤（405磅），而我首次嘗試簡單肌力計畫時，我的上斜臥推是135公斤（300磅）。

　　我從來沒有真正做過粗槓硬舉，但在凌晨3點的健力比賽，硬舉還是能拉285公斤（628磅）。即使是用粗槓，120公斤（265磅）的硬舉對我來說也不會太辛苦。

　　選擇這些我會做，但從未真正熟練或嘗試最大重量的動作，我就能有很多學習和進步的空間。肌力和柔軟度一樣，都與神經息息相關。簡單肌力的根本，就是學習。

　　我講過，這就跟學習打字一樣。要等人家熟悉各個按鍵代表什麼字之後，才能強迫人家打得很快，然後神經突觸和整個系統才會開始作用，讓打字更快更準。

　　但別認為只有這樣而已。

　　隨著負荷增加，身體察覺狀況改變，我們就會經歷美妙且神奇的荷爾蒙梯瀑，用非常神祕的方法來提升肌肉量。如果有人告訴你，他們完全瞭解其中的過程，你看到的就是健身房版本的達克效應（Dunning-Kruger effect）。

　　達克效應說明如下：

　　「達克效應是1999年由康乃爾大學心理學家大衛·鄧寧（David Dunning）和賈斯汀·克魯格（Justin Kruger）所提出的同名效應，指的是一種認知偏差，即能力不足的人，無法認識到自己能力不足。他們不僅無法認識到自己能力不足，更很可能對

自己的能力相當有信心。」

https://www.forbes.com/sites/markmurphy/2017/01/24/the-dunning-kruger-effectshows-why-some-people-think-theyre-great-even-when-their-work-is-terrible/

最後一點就是，可能我根本就是個天才，這是我最喜歡的答案（我自己的達克效應）。或者，更自以為是的方法就是，也許我隨意使用一個計畫就好。

但每個教練都知道，這種狀況很罕見。

從這幾年的經驗來看，有些動作的效果很好：

壺鈴擺盪（暖身）

垂直推

垂直拉

硬舉

腹肌滾輪

我們討論過很多次是否要將深蹲納入簡單肌力，但深蹲的效果就是不好。只要在暖身加入酒杯式深蹲，以及在接下來40天的訓練中，有持續做蹲系列動作就可以。

臥推等水平推當然是好動作，但畢竟需要保護者，因此我認為對多數在家訓練的人（非常多人在家訓練）來說，水平推並不理想。至於以划船為代表的水平拉動作，似乎會讓背部過度疲勞……經驗告訴我們「不要」。

我對負荷的建議很簡單：感覺重量太輕就加重。

這句話給我帶來特別多的麻煩。

「什麼叫輕？」

你知道的啊，不重就是輕啊！

多年的重訓經驗，讓我對感知費力程度這件事情有了新的見解。我體內的監控機制似乎有辦法很快說出：

白痴才這樣啦！！！

我如果覺得75公斤（165磅）很輕鬆，就會加到85公斤（185磅）。很妙的是，85公斤（185磅）變輕的速度竟然比75公斤（165磅）更快。進步這件事真的幾乎無法解釋。

增加負荷可就更複雜了，可以參考本華‧曼德博（Benoit B. Mandelbrot）的文章（我將整篇文章放在附錄以供參考）。在增加負荷方面，我則是遵循曼德博的見解，他認為變化可以分成3個部分：

溫和

狂野

不變

溫和聽起來就很「溫和」。如果要在推系列動作上變化，只要從臥推改為上斜臥推或下斜臥推就好，這就是溫和的改變。

至於負荷，上肢可能每次增加4.5公斤（10磅），下肢可以每次增加9公斤（20磅），也就是香草訓練法。

這個概念和線性週期一樣。如果你的臥推是45公斤（100

磅），然後每週增加4.5公斤（10磅），那明年這個時候你的臥推就會稍微超過275公斤（600磅）了。

呃……希望你可以這麼順利啦。

溫和有它的價值，非常適合用在動作選擇的改變，也能給我們一些方向。但進步曲線很有可能會很快趨於平緩。

動作選擇狂野改變可以很有趣。河野（Tommy Kono）是一位傑出的舉重選手，同時也是環球先生（Mr. Universe），他曾經為了一場即將到來的奧運比賽努力訓練8週。比賽結束後的下個週一，他就展開健美式訓練，讓肌肉充血、做孤立式訓練。如果8週內又有舉重比賽，他又會改回上推、抓舉、挺舉。

非常有效。

要讓中學運動員進步，常常只需要讓他們從角力改做跨欄或美式足球（其實這是很棒的建議）。整年都做同樣運動的效果似乎不是很好。若需要更多細節，可以參考大衛‧艾柏斯坦的《跨能致勝》一書。

至於簡單肌力的負重，我喜歡狂野的變化。我剛開始當肌力與體能教練的時候是在猶他州，當時我們只有20公斤（45磅）和12公斤（25磅）的槓片，所以我們使用的重量都是：

20公斤（45磅）

42.5公斤（95磅）

60公斤（135磅）

65公斤（145磅）（只用12公斤〔25磅〕槓片）

85公斤（185磅）

100公斤（225磅）

125公斤（275磅）

當然可以用很多12公斤（25磅）的槓片，但那樣很醜。

訓練新手的時候，有些動作訓練起來相當輕鬆……但到了一定程度之後，就必須做抉擇，畢竟抓舉從60公斤（135磅）跳到85公斤（185磅），是很大的幅度。

不過，我們還是練得很好。

真的相當狂野。

就算有各種重量的槓片，還是可以大幅度加重。如果都要破紀錄，為什麼要用179公斤（395磅）呢？應該直接加到181公斤（400磅）！

我喜歡在簡單肌力訓練時，使用輕重量做合理的動作，然後瘋狂往上加。

就是狂野！

至於動作變化的最終選擇是：不要變化。

沒錯，如果你問我40天的訓練是否要換動作，答案是不要。

有趣的是，不改變重量也是另一種選擇。

確實！

約翰‧麥基恩（John McKean）的名氣並不響亮，卻是史上最有內容的肌力訓練作者之一。他讓從事肌力訓練的人重新認識「手持大重量」（HeavyHands）的概念（他自己增加了一些很棒的東西），也是我印象中，第一位建議使用彈力帶來訓練的人。以下這篇經典文章節錄內容，總結了他對持續重量訓練的見解：

「最近我的訓練幾乎都用相同且相對輕的重量，同時使用迪克‧哈特左（Dick Hartzell）的彈力帶，搭配槓鈴、啞鈴、或壺鈴，來提升動作最後階段的阻力，也訓練加速度。實在很難想像，我都到了這把年紀，比賽動作竟然比以往都進步得更穩定且更快速！如果你已經可以甩動最重的壺鈴，因而覺得『了無新意』的話，請你繼續用你最喜歡的器材來訓練，你的力量一定會更上一層樓；這個方法對以前的赫曼‧戈納（Herman Goernor）很有效，也會讓你得到好處！」

https://www.dragondoor.com/articles/on-constant-weight-training/

連續40天都用同樣的重量，只做2組5下的基本動作，真的有可能進步嗎？我覺得可以。我還沒試過，但我的經驗告訴我，絕對不要小看這種簡單卻優雅的方法。

關於簡單肌力，你必須瞭解一點：是你主動選擇在接下來的40天「做這件事情！」在現在這個意見和流行都變得比變色龍還快的世界，這個辦法就像是好酒或偉大的音樂。

時間越長，似乎越能證明它的價值。

54

奧林匹克舉重的簡單肌力方法

如果你有在看我的書，就會知道我的動作分類長什麼樣子。
請再複習一次：

動作	等長（棒式）	肌力動作（10下以內）、肌肉生長動作（15-25下）	抗扭轉訓練	三動作組合	奧林匹克舉重
推	伏地挺身式棒式（PUPPs）	臥推、肩推、伏地挺身	單手臥推、單手肩推	借力推／上挺壺鈴擺盪重量加衝刺／重量加雪橇	蹲抓舉挺舉
拉	暫停俯臥划船	引體向上、划船	單手TRX划船		
髖鉸鍊	臀橋式支撐	臀推、架上拉、山羊袋壺鈴擺盪	山坡衝刺、體育館階梯、跳繩、跨步跳、高抬膝		
蹲	酒杯式深蹲（6點停留）	雙壺鈴前蹲舉、前蹲舉系列動作	熊抱負重行走、熊爬、熊抱搭配怪獸行走		
負重行走	農夫走路前抱行走	推雪橇推車子	單手負重行走：公事包行走、服務生行走、壺鈴上肩行走		

　　表格最右邊可以找到奧林匹克舉重的2個動作。要贏得奧林匹克舉重比賽，就必須讓2個動作的重量總和在你的量級中最高。奧林匹克舉重是一種專項運動，但其他運動員也可以用這些動作來訓練。

　　對我來說，奧林匹克舉重是美式足球、投擲、和其他各種運動的基本動作，當然前提是我們有時間，也有適當的活動度、柔軟度、和體能。

　　常常有人問我，能不能給他們奧林匹克舉重的課表，但必須考量的面向有很多。

1. 你有舉重槓和可以摔槓的地方嗎？
2. 你會做動作嗎？
3. 你的抓舉和挺舉，各別以及總和的紀錄是多少？
4. 你為什麼會要我在網路上幫你？

　　每個問題的答案都很重要。以第四個問題來說，我發現這些人常常滿身是傷、身心俱疲，因為他們試著模仿全職舉重選手的訓練模式，卻不知道這些選手的睡眠、訓練、飲食都非常嚴格，甚至有人專門為他們備餐。

　　通常我會建議，在簡單肌力計畫中使用適當的重量和百分比，不過這也不是什麼新鮮事，一般的休閒訓練者，只要專心練奧林匹克舉重動作，和1項體能訓練動作，就可以有很大的進步。重量通常落在70%至80%這個範圍，而我們唯一真正加重的時候，只有在健力比賽的舞台上面對3名裁判的時候。

真的，我希望當時自己也這麼做！

簡單肌力的奧林匹克舉重計畫很單純，就是1週5日的訓練計畫，其中包含3週的：

抓舉

挺舉

農夫走路或推拉雪橇（可隨意調整）

再加上一週的：

爆發式抓舉

爆發式上膊

前蹲舉

就這樣。

對於非全國等級或非世界等級的選手而言，奧林匹克舉重動作訓練，會是挑選動作的一個過程（稍後會再詳細解釋）。我覺得很奇妙的是，用奧林匹克舉重動作來訓練，竟然是運動訓練的最佳選擇。這邊當然也可以加入爆發式抓舉和爆發式上膊。

你的專項運動，會同時結合技術訓練與肌力（包括活動度與柔軟度）訓練。

加上負重行走和前蹲舉，是為了提升體能和訓練耐受度。當然，不得已的情況下，可以不做這些動作！但我不建議這樣。

我們很快把規則掃過一遍：

- 訓練中絕對不要有失敗次數，否則整個訓練計劃就失去意義了。
- 盡量使用「只用腳跟」的技巧。
- 練完後必須感覺身心狀況良好並充滿熱情。

第一週、第二週、第三週

第一日（1週訓練5日）

抓舉：用相同重量做5組2下

挺舉：用相同重量做5組1下

農夫走路或推拉雪橇

第二日

抓舉：用比第一日重的重量做3組3下（增加幅度可以是1公斤）

挺舉：用比第一日重的重量做3組1下

農夫走路或推拉雪橇

第三日

抓舉：用較輕的重量做2組5下

挺舉：用較輕的重量做5組1下

農夫走路或推拉雪橇

第四日

抓舉：用相同重量做5組2下

挺舉：用相同重量做5組1下

農夫走路或推拉雪橇

本日訓練的關鍵：試著比第一日重一點，但可以看看是否「感覺」一樣重。

第五日

抓舉：1組5下，加重後做1組3下，再加重做2下

挺舉：3組1下，逐步加重

農夫走路或推拉雪橇

用第一日和第四日的重量來測量進步程度：這2日的重量應該每個月都會有些微進步。

第三週的第五日：每個月都嘗試更大的重量。

第四週

第一日

爆發式抓舉：3組3下

爆發式上膊：3組3下

前蹲舉：3組3下

第二日

爆發式抓舉：2組5下（動作要又快又輕巧，請找一個適當的重量）

爆發式上膊：2組5下（動作要又快又輕巧，請找一個適當的重量）

前蹲舉：2組5下（動作要又快又輕巧，請找一個適當的重量）

第三日

重量要比第一日重

爆發式抓舉：3組3下

爆發式上膊：3組3下

前蹲舉：3組3下

第四日

重量和第二日一樣（下個月再加重）

爆發式抓舉：2組5下

爆發式上膊：2組5下

前蹲舉：2組5下

第五日

重量要比第三日重（重量還是必須合理）

爆發式抓舉：3組3下

爆發式上膊：3組3下

前蹲舉：3組3下

　　雖然我認為重量百分比在多數人身上都不適用，但一名經驗豐富的訓練者，在第一輪大概會使用65-70%（或更輕）的重量。很妙的是，你可能會覺得重量太輕，然後跳到很重的重量，然後……

　　你就搞錯這個訓練計畫的重點了！

　　訓練量會騙人。我的數學常常有問題，但看來我們從第一週到第三週，每週都會做18組高品質的抓舉，還有21組單次反覆的挺舉。

　　我的教練戴夫・特納太晚才讓我明白，挺舉對身體的負擔其實很大。

　　單次反覆就理想些了。

　　可以做多一點嗎？嗯，先試試這個計畫吧。

　　我希望你能夠有一整個月的時間來練習，和調整姿勢與動作模式。第二個月的訓練結束後，你可以自行想像比賽情境，做做看大重量，看看感覺和表現如何。

　　你一定會說這樣太輕鬆了。

　　開始執行後你就知道。

55

簡單肌力奧林匹克舉重與禁食、複合式動作組合

　　簡單肌力的奧林匹克舉重訓練計畫，在許多受試者身上的效果都很好。簡單肌力確實有用，但我們永遠需要多做一些什麼才足夠。

　　同時，我一直在和派特‧費林恩（Pat Flynn）討論，將禁食與早晨快速訓練結合在一起，目標是結合15小時禁食與快速訓練，來提升健康、適能、和身體組成。

　　我的人生因為採用某些禁食方法而產生了轉變。禁食當然不是什麼新鮮事，希波克拉底（Hippocrates）就建議肥胖者禁食，而每個宗教傳統都運用禁食來維持精神紀律。

　　我天生患有「手槍柄樣畸形股骨髖臼衝擊症」（Pistol Grip Hips），兩邊的髖關節都必須做置換手術，而我竟然拖了60年才做！禁食加上一些醫療手段，改變了我的身體組成，以及我和食物的關係。

　　我很快就明白，餓肚子沒什麼大不了。我發現不吃東西也是一種選擇，一種每天都必須做的選擇。我也發現，一天之中挪出

一些時間不吃東西，能讓我做出更明智的飲食決定，也讓我的外表看起來好很多。

也許在禁食的情況下訓練會有很好的效果。有人認為這樣很瘋狂，但其實效果很明顯。

以下計畫是根據海盜地圖的思考模式訂出來的，架構如下：

- 訓練日從前一天晚上就開始。你要做一份待辦事項清單、放鬆、練習適當的睡眠。我都會預先準備隔天早上要喝的咖啡，往往會被咖啡的味道香醒。
- 起床後，花點時間對生命中的事物表達感激，記得不要按手機的貪睡按鈕。
- 開始當天第一次訓練前，都不要吃東西。
- 放心吃！享受人生！
- 接著開始奧林匹克舉重訓練。
- 放心吃！享受人生！
- 重複整個過程！

這個計畫需要1天訓練2次。如果你真的嘗試，就會發現2次訓練加起來大約30分鐘左右，其實不用花太多時間。多數人在執行這個計畫時會發現（我當初也一樣），幾乎不需要暖身。當然，必要的暖身還是要做，但應該不需要太多。

我發現我所需的暖身越來越少，最後根本就是走進健身房就開始訓練。請原諒我這麼說，但我覺得自己變成一個訓練機器。

我讓自己隨時隨地都準備好訓練。波西・賽拉提曾說，如果

你對一隻貓潑水，牠根本不需要暖身或伸展就會跳走……或是做出其他動作。

　　簡單肌力給我們的教訓，就是我們總是隨時準備好發揮該有的能力。

　　執行計畫的過程，請記得看看上述關於暖身的概念，在你身上是否適用。

56

禁食十五簡單肌力
奧林匹克舉重訓練計畫

本計畫的名稱是我和派特・費林恩討論出來的。派特認為一天要有兩次訓練，一次在禁食的情況下做，另一次則屬於較傳統的訓練方法。他認為一天第一次訓練前，應該禁食達到15小時，所以這個計畫才叫禁食十五。同時，請記得遵循先前提到的海盜地圖。

第一週

第一日（一週訓練五天）

前一天晚上先準備好待辦清單；睡前「稍微」冷靜；早上不要按貪睡鈕。

禁食15小時。

組合A：3組5下……全都用同樣的輕重量：

划船

上膊

前蹲舉

肩推

背蹲舉

早安

多吃蛋白質和蔬菜、多喝水、喝蛋白補充飲品。

下次訓練的內容：

抓舉：使用相同重量做5組2下

挺舉：使用相同重量做5組1下

農夫走路或推拉雪橇

第二日

前一天晚上先準備好待辦清單；睡前「稍微」冷靜；早上不要按貪睡鈕。

禁食15小時。

組合C：我以前就把這個計畫命名為「C」，本計畫用A和C來命名，不用其他字母。都做3組5下，並使用相同的輕重量：

懸垂抓舉

過頭深蹲

背蹲舉

早安

划船

硬舉

多吃蛋白質和蔬菜、多喝水、喝蛋白補充飲品。

下次訓練的內容：

抓舉：3組3下，重量要比第一日重（1公斤也行）

挺舉：3組1下，重量要比第一日重

農夫走路或推拉雪橇

第三日

前一天晚上先準備好待辦清單；睡前「稍微」冷靜；早上不要按貪睡鈕。

禁食15小時。

組合A：3組5下……前2組和上次一樣，最後1組要加重：

划船

上膊

前蹲舉

肩推

背蹲舉

早安

多吃蛋白質和蔬菜、多喝水、喝蛋白補充飲品。

下次訓練的內容：

抓舉：用較輕的重量做2組5下

挺舉：用較輕的重量做5組1下

農夫走路或推拉雪橇

第四日

前一天晚上先準備好待辦清單；睡前「稍微」冷靜；早上不要按貪睡鈕。

禁食15小時。

組合C：3組5下……前兩組和上次一樣，最後1組要加重：

懸垂抓舉

過頭深蹲

背蹲舉

早安

划船

硬舉

多吃蛋白質和蔬菜、多喝水、喝蛋白補充飲品。

下次訓練的內容：

抓舉：使用相同重量做5組2下

挺舉：使用相同重量做5組1下

農夫走路或推拉雪橇

本訓練計畫的秘訣：試著使用比第一日更大的重量，但要看看是否「感覺」一樣。

第五日

前一天晚上先準備好待辦清單；睡前「稍微」冷靜；早上不要按貪睡鈕。

禁食15小時。

組合A：3組5下……第一組和上次一樣，最後2組要加重：

划船

上膊

前蹲舉

肩推

背蹲舉

早安

多吃蛋白質和蔬菜、多喝水、喝蛋白補充飲品。

下次訓練的內容：

抓舉：1組5下，加重做1組3下，再加重做2下

挺舉：3組1下，逐步加重

農夫走路或推拉雪橇

用第一日和第四日的重量來衡量進步，這2日的重量應該每月逐漸增加。

第二週

第一日（一週訓練五天）

　　前一天晚上先準備好待辦清單；睡前「稍微」冷靜；早上不要按貪睡鈕。

　　禁食15小時。

　　組合C：3組5下……第一組和上次一樣，最後2組要加重：

懸垂抓舉

過頭深蹲

背蹲舉

早安

划船

硬舉

多吃蛋白質和蔬菜、多喝水、喝蛋白補充飲品。

下次訓練的內容：

抓舉：用相同重量做5組2下

挺舉：用相同重量做5組1下

農夫走路或推拉雪橇

第二日

　　前一天晚上先準備好待辦清單；睡前「稍微」冷靜；早上不要按貪睡鈕。

　　禁食15小時。

組合A：3組5下……3組都加重：

划船

上膊

前蹲舉

肩推

背蹲舉

早安

多吃蛋白質和蔬菜、多喝水、喝蛋白補充飲品。

下次訓練的內容：

抓舉：3組3下，重量要比第一日重（1公斤也可以）

挺舉：3組1下，重量要比第一日重

農夫走路或推拉雪橇

第三日

前一天晚上先準備好待辦清單；睡前「稍微」冷靜；早上不要按貪睡鈕。

禁食15小時。

組合C：3組5下……3組都加重：

懸垂抓舉

過頭深蹲

背蹲舉

早安

划船

硬舉

多吃蛋白質和蔬菜、多喝水、喝蛋白補充飲品。

下次訓練的內容：

抓舉：用較輕的重量做2組5下

挺舉：用較輕的重量做5組1下

農夫走路或推拉雪橇

第四日

前一天晚上先準備好待辦清單；睡前「稍微」冷靜；早上不要按貪睡鈕。

禁食15小時。

組合A：3組8下……全都用輕重量：

划船

上膊

前蹲舉

肩推

背蹲舉

早安

多吃蛋白質和蔬菜、多喝水、喝蛋白補充飲品。

下次訓練的內容：

抓舉：用相同重量做5組2下

挺舉：用相同重量做5組1下

農夫走路或推拉雪橇

本訓練計畫的秘訣：試著使用比第一日更大的重量，但要看看是否「感覺」一樣。

第五日

前一天晚上先準備好待辦清單；睡前「稍微」冷靜；早上不要按貪睡鈕。

禁食15小時。

組合C：3組8下……全都用輕重量：

懸垂抓舉

過頭深蹲

背蹲舉

早安

划船

硬舉

多吃蛋白質和蔬菜、多喝水、喝蛋白補充飲品。

下次訓練的內容：

抓舉：1組5下，加重做1組3下，加重做2下

挺舉：3組1下，逐步加重

農夫走路或推拉雪橇

用第一日和第四日的重量來衡量進步，這2日的重量應該每月逐漸增加。

第三週

第一日（一週訓練五天）

前一天晚上先準備好待辦清單；睡前「稍微」冷靜；早上不要按貪睡鈕。

禁食15小時。

組合A：3組8下……前2組用輕重量，最後1組加重：

划船

上膊

前蹲舉

肩推

背蹲舉

早安

多吃蛋白質和蔬菜、多喝水、喝蛋白補充飲品。

下次訓練的內容：

抓舉：用相同重量做5組2下

挺舉：用相同重量做5組1下

農夫走路或推拉雪橇

第二日

前一天晚上先準備好待辦清單；睡前「稍微」冷靜；早上不要按貪睡鈕。

禁食15小時。

組合C：3組8下……前2組用輕重量，最後1組加重：

懸垂抓舉

過頭深蹲

背蹲舉

早安

划船

硬舉

多吃蛋白質和蔬菜、多喝水、喝蛋白補充飲品。

下次訓練的內容：

抓舉：3組3下，重量要比第一日重（1公斤也可以）

挺舉：3組1下，重量要比第一日重

農夫走路或推拉雪橇

第三日

前一天晚上先準備好待辦清單；睡前「稍微」冷靜；早上不要按貪睡鈕。

禁食15小時。

組合A：3組8下……第一組用輕重量，最後2組加重：

划船

上膊

前蹲舉

肩推

背蹲舉

早安

多吃蛋白質和蔬菜、多喝水、喝蛋白補充飲品。

下次訓練的內容：

抓舉：用較輕的重量做2組5下

挺舉：用較輕的重量做5組1下

農夫走路或推拉雪橇

第四日

前一天晚上先準備好待辦清單；睡前「稍微」冷靜；早上不要按貪睡鈕。

禁食15小時。

組合C：3組8下……第一組輕重量，後面2組加重

懸垂抓舉

過頭深蹲

背蹲舉

早安

划船

　　硬舉

　　多吃蛋白質和蔬菜、多喝水、喝蛋白補充飲品。

下次訓練的內容：

抓舉：用相同重量做5組2下

挺舉：用相同重量做5組1下

農夫走路或推拉雪橇

　　本訓練計畫的秘訣：試著使用比第一日更大的重量，但要看看是否「感覺」一樣。

第五日

　　前一天晚上先準備好待辦清單；睡前「稍微」冷靜；早上不要按貪睡鈕。

　　禁食15小時。

　　組合A：3組8下……每組都加重：

　　划船

　　上膊

　　前蹲舉

　　肩推

　　背蹲舉

　　早安

　　多吃蛋白質和蔬菜、多喝水、喝蛋白補充飲品。

下次訓練的內容：

抓舉：1組5下，加重做3下，再加重做2下

挺舉：3組1下，逐步加重

農夫走路或推拉雪橇

用第一日和第四日的重量來衡量進步，這2日的重量應該每月逐漸增加。

每月第三週第五日的重量要越來越重。

第四週

第一日

前一天晚上先準備好待辦清單；睡前「稍微」冷靜；早上不要按貪睡鈕。

禁食15小時。

組合C：3組8下……每組都加重：

懸垂抓舉

過頭深蹲

背蹲舉

早安

划船

硬舉

多吃蛋白質和蔬菜、多喝水、喝蛋白補充飲品。

下次訓練的內容：

爆發式抓舉：3組3下

爆發式上膊：3組3下

前蹲舉：3組3下

第二日

前一天晚上先準備好待辦清單；睡前「稍微」冷靜；早上不要按貪睡鈕。

禁食15小時。

組合A：3組3下⋯⋯重量都一樣，但可以比之前更重：

划船

上膊

前蹲舉

肩推

背蹲舉

早安

多吃蛋白質和蔬菜、多喝水、喝蛋白補充飲品。

下次訓練的內容：

爆發式抓舉：2組5下（重量要適當，動作要快又輕巧）

爆發式上膊：2組5下（重量要適當，動作要快又輕巧）

前蹲舉：2組5下（重量要適當，動作要快又輕巧）

第三日

　　前一天晚上先準備好待辦清單；睡前「稍微」冷靜；早上不要按貪睡鈕。

　　禁食15小時。

　　組合C：3組3下……重量都一樣，但可使用比8下和5下更重的重量：

懸垂抓舉

過頭深蹲

背蹲舉

早安

划船

硬舉

多吃蛋白質和蔬菜、多喝水、喝蛋白補充飲品。

下次訓練的內容：

重量要比第一日重

爆發式抓舉：3組3下

爆發式上膊：3組3下

前蹲舉：3組3下

第四日

　　前一天晚上先準備好待辦清單；睡前「稍微」冷靜；早上不要按貪睡鈕。

禁食15小時。

組合A：3組3下……重量都一樣，但可使用比8下和5下更重的重量：

划船

上膊

前蹲舉

肩推

背蹲舉

早安

多吃蛋白質和蔬菜、多喝水、喝蛋白補充飲品。

下次訓練的內容：

使用第二日的重量（下個月再加重）

爆發式抓舉：2組5下

爆發式上膊：2組5下

前蹲舉：2組5下

第五日

前一天晚上先準備好待辦清單；睡前「稍微」冷靜；早上不要按貪睡鈕。

禁食15小時。

組合C：3組5下……最後一組加重：

懸垂抓舉

過頭深蹲

背蹲舉

早安

划船

硬舉

多吃蛋白質和蔬菜、多喝水、喝蛋白補充飲品。

下次訓練的內容：

重量要比第三日重（如果可以的話）

爆發式抓舉：3組3下

爆發式上膊：3組3下

前蹲舉：3組3下

這個月的訓練結束後，再全部重複一次。

3個月後，可以去參加比賽，或在練習的時候自我測試。

(57)

退伍軍人訓練計畫

我遇過很多參與過戰爭的人，回來以後都很疲憊，有時候有點身心俱疲。他們會在網路上看到一大堆廣告，要他們更努力訓練、訓練更久的時間。

但他們需要的，其實是「溫和」的東西。他們需要更多的活動度、需要調整身體組成、需要時間來重整自己的人生。

多虧幾位優秀的志願者（感謝喬治和安德魯提供的回饋和想法），我整理出一個相當單純的訓練計畫，都是你知道的基本動作：推、拉、髖絞鍊、深蹲、和負重行走。

這個計畫也結合了提姆·安德森的「原始肌力」，每個嘗試過的人都很訝異。很簡單，但也很困難；很單純，但真的有效。

三個月後，我們可望達到以下合理目標：

本計畫實施三個月後的目標

自身體重深蹲25下

「懸吊30秒再做引體向上」可以做4次

2倍體重的架上硬舉

單跪姿單肩推的重量更重

我特別選擇這些良好且實際的目標，而不是史上最佳的訓練進步成果。如果你能用自身體重深蹲25下，我猜你的肌力、活動度、肌肉量都有一定程度。

懸吊30秒對握力很有幫助、對肩膀非常好、也是我們所謂「可憐男人的整脊師」。懸吊後再做引體向上相當困難，而在手不離開單槓的情況下連續做4次，更是需要一些訓練（大概3個月左右）。

架上硬舉是測試全身肌力的安全方法，也是測試握力的好方法。而且，就算背部肌力不強，似乎還是能夠做這個幾乎純粹髖絞鍊的動作。

單跪姿單肩推會伸展髖肌屈，讓骨盆、肋骨、肩膀呈一直線，因此可以發揮很大的力量。這個動作是我對以下這個蠢問題的答案：「如果只能做一個動作，會是什麼動作？」

每個動作都會分成3個連續的部分，包括「原始肌力」的動作、簡易版本的負重行走、然後才是重量訓練動作本身。許多人認為「原始肌力」的動作是休息，但你在第三週和第四週的時候，可能每組（或所謂回合）做完後都會想休息。

推

前趴點頭

壺鈴服務生行走

重量訓練動作（單跪姿單肩推）

拉

前趴「找鞋子」

單手壺鈴深蹲架行走，往前和往後

重量訓練動作（懸吊引體向上）

髖絞鍊

6點點頭

壺鈴公事包行走，往前和往後

重量訓練動作（架上硬舉：第一次執行這個3個月計畫時，槓鈴的位置比膝蓋高2.5公分；下次則試著比膝蓋低2.5公分。）

深蹲

6點前後移動

髖屈肌伸展

重量訓練動作（以下是深蹲選項）

深蹲選項

無論如何，前3個月都要先做背蹲舉

前蹲舉

過頭蹲舉

超深蹲（蹲深一些）

暫停（每一下！）

輔助：酒杯式深蹲

負重行走

熊爬

交叉行走

行走（不管當天做什麼：農夫走路、熊抱行走、巨力〔juggernaut〕行走）

3組8下的範例：

前趴點頭

服務生行走

單跪姿單肩推20公斤8下

前趴點頭

服務生行走

單跪姿單肩推20公斤8下

前趴點頭

服務生行走

單跪姿單肩推20公斤8下

服務生行走大概使用20公斤，一邊大約走20公尺，純粹確保一切都沒問題。

休息時間

除了負重行走以外，「原始肌力」的動作（點頭、找鞋子、和胸椎伸展）都屬於「休息時間」，用這些動作讓你冷靜下來。我發現「原始肌力」的動作，做30秒就很長了，我們實驗過，最多做到2分鐘……感覺相當棒。

如果你可以找到2個人和你一起訓練，那3種負重行走，中間應該就可以不間斷。對了，熊爬是個好動作。盡可能堅持下去：一個人交叉爬、一個人負重行走、第三人熊爬。

整體而言，需要休息多久就休息多久。

很棒的是，在第一週做一回合、第二週做兩回合、以此類推，你會發現自己相當容易適應這個體能訓練。第二和第三個月的第一週訓練，通常感覺很快就結束了……即使深蹲組很困難也一樣。

提姆・安德森「原始肌力」的內容

謝謝你，提姆，大家都太低估你對體適能界的貢獻了，你的影響真的很大。

前趴點頭

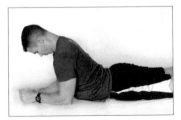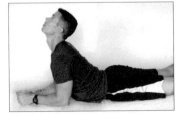

- 肚子貼地
- 手肘撐地
- 用視線帶領動作，往上看將頭抬起
- 往下看將頭壓低

找鞋子

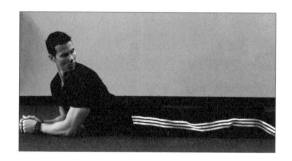

- 肚子貼地
- 手肘撐地
- 用視線帶領動作，往左看將頭擺向左邊
- 往右看將頭擺向右邊
- 試著看到你的鞋子

六點點頭

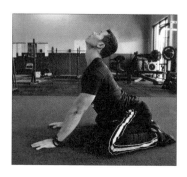 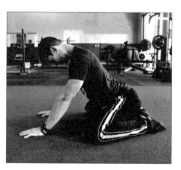

- 雙手和雙膝貼地
- 把胸骨挺高（像大猩猩一樣平的背）
- 用視線帶領動作，往上看將頭抬起
- 往下看將頭壓低

六點前後移動

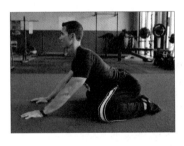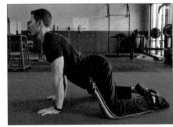

- 雙手和雙膝貼地
- 把胸骨挺高（像大猩猩一樣平的背）
- 將頭抬高，視線朝前
- 將身體盡可能往前後推，同時維持胸骨挺高，且不要讓頭垂下來

熊爬

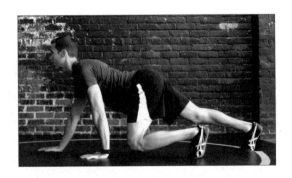

- 用手掌和腳掌爬行
- 將頭抬高，視線朝前
- 把胸骨挺高（像大猩猩一樣平的背）
- 臀部位置要低於頭部，背部與地面平行
- 對側手腳同時移動

交叉行走

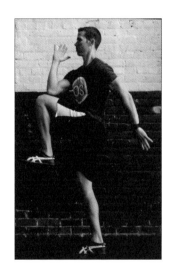

- 身體站直
- 用手肘碰到對側膝蓋
- 兩邊交替進行
- 若要彎曲身體才能將手肘碰到膝蓋，就用手碰到對側大腿
  就好

以下組數次數的相關資訊，可當作單月計畫安排的參考。第一週總是相對較短，但每組的次數都很多。隨後幾週組數增加、次數減少，最後你每一組都會做到全部的動作和特定行走動作。第四週會做很多「原始肌力」的動作和負重行走。

然後再次退回一組的訓練。

我要感謝喬許‧希利斯的睿智，提出這麼單純的計畫：第一週做1組、第二週2組、第三週3組、第四週4組。非常單純，但非常有效。

組數與次數

第一週：1×25

第二週：2×15

第三週：3×8

第四週：4×5

負重建議

一週三日的負荷：

很輕、加一點、最後要有挑戰

推

推系列動作的魔鬼藏在細節裡，我要你做單跪姿單肩推：

左膝跪地推左手

右膝跪地推右手

這樣會讓髖屈肌得到很棒的伸展，也能夠讓骨盆維持在肋骨下方。

請記住，第一週要做25下，所以一開始的重量要輕。以下範例表格，是一名想用28公斤壺鈴做肩推的男性。

注意：一般來說，週三的負重和下週一一樣，而週五的負重和下週三一樣。另外，負重的增幅非常小，大概都是2公斤……也就是5磅左右。

和所有計畫都一樣，你必須「執行」才會有效 單肩推範例		
第一月 第一週　　8	10	12
第二週　　10	12	14/16
第三週　　12	16	20
第四週　　16	20	24
第二月 第一週　　12	14	16
第二週　　14	16	20
第三週　　16	20	24
第四週　　20	24	28
第三月 第一週　　14	16	20
第二週　　16	20	24
第三週　　20	24	2下最大重量
第四週　　24	28	???

拉

　　我讀過來自夏威夷的好研究，也曾經單純用懸吊就讓學員的拉力變強，所以我建議的做法很單純。

　　第一月：全程直臂懸吊一段時間
　　第二月：全程屈臂懸吊一段時間
　　第三月：懸吊（直臂）後做1下引體向上……一直做到測驗
　　　　　　日為止

　　第一週第一日先確立可重複的單次懸吊時間，不要撐太久，接著在第二日和第三日試著延長時間。

　　第二週第一日試著2組都做到第一週第三日的時間（輕鬆日），並試著在接下來2天增加時間……目標是三組都能超過週一的總時間。若進行順利，你在第四週第三日就可以4組都超過第一週的時間。

　　下個月使用屈臂懸吊，難度會大幅增加。

　　第三月：練習測驗，先懸吊30秒再做1下引體向上，目標是輕鬆做到2次。

深蹲

　　如果你的體重在60公斤（135磅）以下，就使用60（135）目標；若介於60-75公斤（135-165磅）之間，就用75（165）目標。若介於75-85公斤（166-185磅）之間，就用85（185）目標。若介於85-95公斤（186-205磅）之間，可用85（185）或100（225）。若超過100公斤（225磅），就使用100（225）。

*表中數字，前為公斤，括號內為磅。

第一月	週一	週三	週五	組數／次數	深蹲目標 60 (135)
第一週	2.25（5）	20（45）	34（75）	1x25	25下
第二週	20（45）	34（75）	42（95）	2x15	
第三週	34（75）	42（95）	52（115）	3x8	
第四週	42（95）	52（115）	60（135）	4x5	
第二月					
第一週	34（75）	42（95）	52（115）	1x25	
第二週	42（95）	52（115）	60（135）	2x15	
第三週	52（115）	60（135）	52（115）	3x8	
第四週	60（135）	52（115）	60（135）	4x5	
第三月					
第一週	42（95）	34（75）	60（135）	1x25	
第二週	20（45）	34（75）	42（95）	2x15	
第三週	34（75）	42（95）	52（115）	3x8	
第四週	42（95）	52（115）	60（135）	4x5	

第一月	週一	週三	週五	組數次數	深蹲目標 75 (165)
第一週	15（35）	34（75）	47（105）	1x25	25下
第二週	34（75）	47（105）	56（125）	2x15	
第三週	47（105）	56（125）	65（145）	3x8	
第四週	56（125）	65（145）	75（165）	4x5	
第二月					
第一週	47（105）	56（125）	65（145）	1x25	
第二週	56（125）	65（145）	75（165）	2x15	
第三週	65（145）	75（165）	65（145）	3x8	
第四週	75（165）	65（145）	75（165）	4x5	
第三月					
第一週	56（125）	47（105）	75（165）	1x25	
第二週	34（75）	47（105）	56（125）	2x15	
第三週	47（105）	56（125）	65（145）	3x8	
第四週	56（125）	65（145）	75（165）	4x5	

第一月	週一	週三	週五	組數次數	深蹲目標 85 (185)
第一週	25（55）	42（95）	56（125）	1x25	25下
第二週	42（95）	56（125）	65（145）	2x15	
第三週	56（125）	65（145）	75（165）	3x8	
第四週	65（145）	75（165）	85（185）	4x5	
第二月					
第一週	56（125）	65（145）	75（165）	1x25	
第二週	65（145）	75（165）	85（185）	2x15	
第三週	75（165）	85（185）	75（165）	3x8	
第四週	85（185）	75（165）	85（185）	4x5	
第三月					
第一週	65（145）	56（125）	85（185）	1x25	
第二週	42（95）	56（125）	65（145）	2x15	
第三週	56（125）	65（145）	75（165）	3x8	
第四週	65（145）	75（165）	85（185）	4x5	

第一月	週一	週三	週五	組數次數	深蹲目標 100 (225)
第一週	42（95）	60（135）	75（165）	1x25	25下
第二週	60（135）	75（165）	85（185）	2x15	
第三週	75（165）	85（185）	95（205）	3x8	
第四週	85（185）	95（205）	100（225）	4x5	
第二月					
第一週	75（165）	85（185）	95（205）	1x25	
第二週	85（185）	95（205）	100（225）	2x15	
第三週	95（205）	100（225）	95（205）	3x8	
第四週	100（225）	95（205）	100（225）	4x5	
第三月					
第一週	85（185）	75（165）	100（225）	1x25	
第二週	60（135）	75（165）	85（185）	2x15	
第三週	75（165）	85（185）	95（205）	3x8	
第四週	85（185）	95（205）	100（225）	4x5	

架上硬舉

　　將槓鈴放在蹲舉架內或箱子上，讓槓鈴比膝蓋高2.5公分（1吋）左右。

　　每次動作，都要確實伸展到腿後肌，並使用髖絞鍊，動作完成位置就像是站姿棒式。我建議，每週開始都用輕到不行的重量做1組25下，然後再用自身體重做2組15下。你當然可以用更重的重量，但我不建議在這3個月用太重的重量做架上硬舉。

　　對，我知道這樣講很模糊。

　　但很妙的是，高反覆次數的髖絞鍊動作，會帶來很明顯的疲痛，而且如果你的動作技巧不好，也很容易拉傷背部。所以……請避免這個狀況。

　　要記得讓第二日和第三日的重量，與下週的第一日和第二日相同，所以第一個月不要真的做太重。

　　這是我第一次提出本計畫時的絕佳建議。很多人誤解了我的意思，使用深蹲計畫的數字來做架上硬舉。到了第三個月，每個人都在某天發現感覺來了，就嘗試最大重量，而所有人都輕鬆做到2倍自身體重。

　　結論是什麼？就是這個計畫有效、單純、合理。如果你只想訓練，不想思考負重，就用深蹲計畫的數字來做硬舉。

負重行走

　　每次訓練都做一些不一樣的動作，好好享受推拉雪橇和負重行走。就這麼簡單！

修復你的荷爾蒙狀態

我在對軍方演講時，常常提到另一件重要的事：修復你的荷爾蒙狀態。

我不是這方面的專家，但以下是我從其他講者那裡偷來的金玉良言。

- 清晨起床去走路。
- 天黑後2小時內上床睡覺。
- 臥室越暗越好。
- 能睡能愛才是好的荷爾蒙狀態。
- 你的人生需要與人接觸！！！
- 不要一個人睡……或至少要跟狗狗一起睡。

訓練範例（第二月第二週第三日）

以下為一名82公斤（180磅）男性的範例，使用的壺鈴數字來自單肩推的表格，架上硬舉和深蹲都用85公斤（185磅）表格的數字。

推

第一組

前趴點頭

壺鈴服務生行走（用20公斤壺鈴來回）

重量訓練動作（單跪姿單肩推）

　　左手（左膝跪地）用20公斤壺鈴推15下

　　右手（右膝跪地）用20公斤壺鈴推15下

第二組

前趴點頭

壺鈴服務生行走（用20公斤壺鈴來回）

重量訓練動作（單跪姿單肩推）

　　左手（左膝跪地）用20公斤壺鈴推15下

　　右手（右膝跪地）用20公斤壺鈴推15下

拉

第一組

前趴「找鞋子」

壺鈴單邊行走（20公斤壺鈴來回）

重量訓練動作（懸吊引體向上）

今天試著做到屈臂懸吊的極限，記得要把時間記下來。

第二組

前趴「找鞋子」

壺鈴單邊行走（20公斤壺鈴來回）

如果你要的話，可以再做1組屈臂懸吊，但要輕鬆一點，遠在力竭以前就放下。

髖絞錬

第一組

6點點頭

壺鈴公事包行走（20公斤壺鈴來回）

架上硬舉，85公斤（185磅）x15下

第二組

6點點頭

壺鈴公事包行走（20公斤壺鈴來回）

架上硬舉，85公斤（185磅）x15下

深蹲

6點前後移動

髖屈肌伸展

背蹲舉，85公斤（185磅）x15下

6點前後移動

髖屈肌伸展

背蹲舉，85公斤（185磅）x15下

負重行走

第一組，全部都做30公尺

熊爬

交叉行走

農夫走路（雙手都拿20公斤壺鈴）

第二組，全部都做30公尺

熊爬

交叉行走

農夫走路（雙手都拿20公斤壺鈴）

　　計畫內容看起來很多，但你只要掌握「原始肌力」和各種負重行走（本計畫有很多種負重行走）的組合，訓練耐受度就會暴增。

　　真的讚。

58

幾十字說明六十年經驗

　　稍微解釋一下：有人叫我總結我人生學到的課題……還告訴我要「長話短說」！

　　我希望這幾十個字不會太過氣勢磅礴。

　　改變。

　　生活、戀愛、大笑。

　　平衡工作、休息、玩樂、禱告（享受美麗與孤獨）。

　　睡好、喝水、吃蔬菜和蛋白質、走路。

　　繫安全帶、不吸菸、用牙線。

　　重量推過頭、重量拿起來、帶著重量走。

　　重讀好書、多說謝謝。

　　各位親愛的讀者，謝謝你們！

附錄

打包

　　我常常旅行，每年大概有40個週末都會旅行，通常在早春就會成為達美航空的鑽石卡會員（125,000英哩）。我數十年的執教和競賽經驗，讓我只需要一個手提行李箱，就能出外旅遊一個月。

　　一個就好，不需更多（One. Never more）。（引用自愛倫坡的〈烏鴉〉）

　　如果要阿斯匹林，我有帶。咳嗽藥……我這裡有。

　　高湯塊、茶、咖啡、毛巾（《銀河便車指南》〔*The Hitchhiker's Guide to the Galaxy*〕裡面說得很清楚）、雪帽、泳裝、電源線呢？

　　沒錯，我全都有。

　　出國旅遊需要一些思考和紀律。有經驗一定有差，畢竟你不會想忘記關鍵事物2次以上。從不忘記當然更好，但我向你保證，忽略重要事物的痛苦，會讓你永遠記取教訓。

　　我想分享一些基本概念。我無法解決時差，也不知道我所推薦公司的股票會如何，但我提出的這些想法非常有用。

最有價值的東西

整理行李的關鍵就是包包。

我有一個很貴的Away牌旅行箱，一開始買它是因為裡面有充電座可以讓我充手機。

真的讚。

可是航空公司叫我們把充電座拿掉，因為他們說充電座容易引起火災，而且防患未然總好過亡羊補牢。

但我還是把充電座留著，因為它放得進國內線的機上置物箱。搭國際線沒辦法，但搭國內線就有差了。充電座上面有4個全向輪可以抗震，也有1個簡單的3位數密碼鎖，就算被偷了大概也沒差，但多少可以預防東西不見。

包包裡面有⋯⋯包包。我買了許多不同尺寸的旅行用夾鏈袋，但我發現我只用到中的和小的。中的袋子放衣服（待會再詳述），小的則各有用處。

其中一個中袋子裡面放我的上衣。你知道我只穿一種品牌的黑色polo衫，不管我做什麼都不會皺掉。我會一次把10件polo衫捲起來，全部放進1個中袋子。如果還有空間，我可能會再把一些襪子捲起來放進去。

我的襪子都是Walgreens買的，含有神奇的銅，讓味道不那麼難聞。我會一次買6雙一樣的襪子，尺寸是一般襪子的一半。清洗完從烘乾機拿出來的時候，我會把好幾雙襪子折在一起。

一般來說，襪子和內褲都有專屬的袋子。我以前會買很貴的旅行用內褲，可以直接在水槽清洗。相當方便，但越穿會越不舒

服。我現在都買SAXX牌的內褲，不僅極度舒服，就算搭長途飛機也沒問題，抵達目的地旅館的時候，不會感覺需要鏟子才能把內褲脫掉。

最後一個中袋子，放去雪地和曬太陽的必備物品，包括：

- 柔軟的保暖手套
- 保暖的毛帽
- 商場買的快乾小毛巾
- 曾是我田徑運動褲的泳褲（非常快乾）
- 平底拖鞋
- 隨時隨地可穿的Nike舊短褲
- 愛爾蘭買的斗篷，可以放進小袋子
- 可以放進小袋子的輕背包
- 黑色訓練服裝

許多次旅遊我根本沒用到上述物品，甚至連裝這些物品的袋子都不曾打開。不過，我曾經早上去潛水，之後用了其他物品來保暖。我見識過波特蘭、愛爾蘭、英格蘭的寒冷，幾乎整天都得穿上防寒衣物。

這個背包相當必要。

每次看著這個包包我都覺得很神奇，因為它總在我最想不到的時候發揮作用，而它可以裝進上述所有東西，也讓我覺得十分神奇。

另一個小袋子裝著我的恢復工具。我旅行都會帶著功能性睡

衣，我知道我的睡衣比較貴，也有人在網路上用很便宜的價格買到，但我真的覺得我的睡衣很有用。至少晚上睡覺不會有蚊蟲叮咬，也讓我睡得更好……當然也很貴。不過，睡衣包裝袋上寫著可以「排熱排汗」，並且控制我的核心溫度。

另一個好處，就是如果有人來敲我的門，我就不用包著毛巾才能見人。

我也在這個包包留一點空間放我的小按摩球，可以放鬆腳底，或是解決長途旅行帶來的不適……當然訓練時也用得到。

下一個小袋子則裝衛浴用品。記得要帶正常尺寸的牙刷、牙線、和旅行尺寸的牙膏，我通常都帶兩條牙膏。我一年去看牙醫3次（你也應該這樣），每次都會拿到旅行尺寸牙膏。我也會隨身攜帶新的刮鬍刀片，還有一個使用了好多年的梳子。

我把衛浴用品全都裝在一個夾鏈袋裡，另一個夾鏈袋則裝有Folgers的咖啡包，還有各種茶包。此外，我也都會帶高湯塊。身體不舒服的時候，一碗熱湯非常有效。

旅館房間的咖啡永遠不夠，記得要自己帶。

最後一個小袋子則裝藥物。我旅行時都會帶很多頭痛藥和胃藥，需要的時候就知道它們的好。袋子裡當然也裝著我可能需要服用的藥物，還有營養補給品。我的營養補給品有時候會不一樣，不過Metamucil的威化餅乾倒是值得攜帶。

每次我講到旅途中排泄的議題時，都有人會笑。

你遇到問題的時候就笑不出來了啦！

搭飛機會造成一種很奇怪的「體內脫水」，知道的人就知道。晚上吃一包富含纖維的補給品，會帶來很神奇的效果。我旅

行時也常常帶著一份燕麥片，因為進到不同時區的時候，晚上很容易異常飢餓（我肚子餓了，可是不是該睡了嗎？），這時候一碗微波的燕麥片，就能避免你整晚餓肚子。

我還有一個小袋子，裝手機、電腦的充電器，和變壓器。我以前都把它們隨意放進袋子，但把它們裝在同一個袋子似乎更不容易壞掉。我試過很多種變壓器，才發現你記得帶的變壓器，就是最好的變壓器。換句話說，不要弄丟。

至於電腦，我都會帶在英格蘭和愛爾蘭都能用的電源線。我很常去這2個地方，所以這是明智的決定。如果在美國使用，我就必須另外接上轉換器。

我的電腦裝在有軟墊的旅行包裡，這樣似乎有點保護效果。旅行時東西很容易壞掉，針對電腦這種包含很多材料、資訊、和娛樂的東西來說，有一點保護總是好的。

我也隨時將布雷特‧康崔拉斯（Bret Contreras）的翹臀拉力帶（Glute Loop），和一條Perform Better的黑色迷你彈力帶放在包包底部，可以用來做臀推、蚌殼式、還有怪獸走路。如果再加上幾個伏地挺身，就可能找回訓練的感覺。我通常都在起床後馬上訓練，這樣似乎真的有助於調整時差，雖然我也不知道為什麼。

我還會把一個袋子掛在包包的把手上，裡面裝耳機、眼罩、耳塞、還有一副很酷的老花眼鏡，基本上可以塞進一條牙膏。我也會將用得到，又不想放包包的東西放進這個袋子。

我還會帶著手機旅行，和身分證、信用卡一起裝在一個小盒子裡。

　　所以，我只有兩個東西要記得：手機和包包。

　　關於旅遊時手機的使用，提醒你一件事：出發前，請打開每一個你可能用到的應用程式。我會玩西洋棋、跳棋、接龍，也會用Kindle讀書，並用2種應用程式聆聽冥想的指引。如果這些應用程式在旅途中突然需要更新，你就用不了了，這點我深受其害。我還記得有一次去日本，整個旅途都沒辦法閱讀，那種感覺真的很差。

　　教訓：出發「前」一定要檢查應用程式更新。

我不會帶的東西

　　多餘的鞋子：絕對不要多帶鞋子。我都穿輕巧、平底的運動鞋，然後只帶一雙非常平底的拖鞋。

　　褲子：我只穿一條「訓練」品牌的牛仔褲，就這樣。不過如果有婚禮之類的場合，當然就會穿別的。

　　書本：我很喜歡看書，偶爾也會帶小本的《哈比人》、《石中劍》或健身相關書籍。不過老實說，我發現我已經無法在飛機上看書了。

　　──關於書本的例外：我可能會在當地的二手書店「Marrisa's」買一本懸疑小說來看，離開前把它放在旅館的書本交換處。另外，《007》系列小說非常適合在飛機上閱讀。

　　夾克或毛衣：這種衣服真的太厚重。我老婆曾說：「好好整理你的包包，衣服帶一半就好，錢記得帶兩倍。」

　　我在全世界都買過毛衣、運動衫、和夾克。我有一件討喜

的挪威夾克，還有一件很棒的康諾特（Connaught）橄欖球運動衫。我買了之後都把它們帶回家，但這些衣服買回來後，我常常把它們交給朋友拿去捐……或留給他們自己穿。

　　旅行最重要的一件事：你自己。

　　這是一場冒險，請好好享受。

　　你會學到很多經驗，請好好學習。

　　沒錯，當地人的生活會跟你不一樣，所以我給你幾點建議：

　　多認識人、多講話、多傾聽、多照相（用手機就好，不要用笨重的相機）、多參加活動、去看當地運動隊伍的比賽、去逛逛小型藝術商店和書店、去看看小博物館、對任何冒險的機會都要說「好」。

　　多嘗試當地的食物和飲料。

　　多讀當地的報紙。

　　我建議外出觀光最多一週一次就好。

　　其他的時間，就好像你真的住在當地一樣。

如何成為完美的婚宴賓客

或是說：如何確保新娘不會想殺了你。

我女兒琳賽（Lindsay）在她婚禮後一週，寫了以下這段文字給我，我覺得很棒。我們發現，讓新娘開心最簡單的方法，竟然是我最喜歡的工具之一：鯊魚習慣（Shark Habits）。

湯瑪斯真的是一個好老公。我昨天回家的時候，看到餐桌上擺著新鮮的玫瑰花。我還在想是不是他做錯了什麼，但他很堅持買這些花，只是因為看到花就想到我而已。他真的好可愛。

我們上週都在試著從婚禮結束回到正常生活（壓力釋放原來就是這麼回事），我終於可以心平氣和地和人家討論上週末發生的事。關於婚禮規畫，我覺得我有100萬件事可以寫。（我是說，我大概已經被身邊打算結婚的女生問過150萬個問題了）不過老實說，我首先要討論的重點，和規畫無關，我要討論的重點是婚禮中的賓客行為，其實新娘根本就沒辦法控制什麼。哈哈。

賓客在婚禮中，往往扮演非常危險的角色。賓客都覺得自己

只需要出席、吃飯、在正確的時候笑或哭、並記得帶禮物就好。

多數時候確實是這樣沒錯。

不過，婚禮中，新娘和新郎會發生一件奇怪的事，此時一切都沒關係，也都有關係。我們會進到一個神奇的模糊區域，完全不知道當下的時間、不知道自己該去哪裡、該做什麼；但我們同時也都會注意到每位賓客做的事情，然後事後都會幫賓客打分數。

很多人誤以為，新人在婚禮當天都不會注意到小細節，例如賓客是否出席。但是請相信我，他們都知道。

他們也都會記得。

想要避免成為新娘的黑名單嗎？只要確認做到以下每一件事，你就安全了。

1. 記得住在婚宴遊憩區，或新人挑選的飯店。

這裡有2個重點，第一個重點完全跟錢有關，對，我知道很爛。不過，如果新人有指定的飯店，或是婚禮就辦在遊憩區，那麼新人一定有一堆房間希望有人住進去。如果房間沒人住，他們就得自己埋單。所以如果你經濟上還過得去，請看在上帝的份上，住在婚宴遊憩區。就算價錢有點超出你的預算，還是請盡量想辦法。

曾經有賓客告訴我，他們要住外面的AirBnB，然後搭Uber過來，因為他們找到1晚90元的房間，而我們找的要139元。聽到這句話的時候，我瞪著他同時算了下，沒錯，他們確實總共省了10元左右，但惹火了新娘。太不划算了。

不過，這個原則的第二個重點，就是這樣好玩多了，如果待

在遊憩區，你就能親身經歷所有事情。如果新郎下午在遊憩區的酒吧喝太醉，你就可以看到伴郎驚慌失措地把他扛回房間，想著怎麼讓他清醒著出席婚宴。

如果現場有高爾夫球專家，因為有人不遵守高爾夫球車規則而大發雷霆，你就可以看到他大吼的同時，頭上的血管都爆了出來。如果新娘的媽媽，因為不喜歡新娘的髮型而崩潰，你隔著牆都能聽到她大叫。

但是你知道，當賓客最棒的地方是什麼嗎？就是上述這一切發生的同時，你只需要輕鬆坐著喝飲料就好（不過可以的話，還是幫個忙，然後記得給酒保小費）。

2. 早點出席！

我們都已經正式成為夫妻，正準備離開會場了，還看到一堆人正在走進會場。非常好，整個典禮只有11分鐘，代表這些人遲到了15分鐘。請預設婚禮「一定會」準時開始，記得至少提早30分鐘到場，先來和其他賓客打招呼，在典禮正式開始前10分鐘就座。

3. 請記得回覆，收到邀請的時候就回覆。「或許」會出席，就是不會出席。

我父親提倡「鯊魚習慣」，基本上就是如果有小事要做，就立刻把它完成。回覆婚禮邀請，就應該是一種鯊魚習慣，一收到就請馬上回覆。在邀請函上註明然後馬上寄回，或是趕快上網回覆。現在通訊那麼方便，如果你真的打算出席婚禮，邀請函到手前，你早就收到婚禮的消息了。

我們在婚禮前18個月就訂好日期，婚禮前11個月就提出邀

請，前9個月就寄出「記得日期」卡了。如果你收到邀請函時，還不確定是否出席，請註記在行事曆中，回覆期限的前幾天。到時候如果你還是不確定，就等於不會出席。

我們有1組賓客（真的添了很多麻煩）總共有6位，但她的回覆是2位「會」參加，4位「或許」會參加。對了，她也不是在我們的網站上回覆，我還必須自己問她，她才給我上述這個答案。其中一個「會」參加的後來也不來了，因為他們婚禮前2週才開始訂機票……所以我要講的下一點是……

4. 如果計畫有變，馬上通知新娘或新郎（除非發生在婚禮當天）。

這個情況很令人難過，但這就是人生。如果你計畫改變，因而無法出席婚禮，請通知新娘或新郎。不要通知任何一方的母親，也不要跟他們的朋友或叔叔講，請直接通知新娘或新郎，因為他們才是唯二掌控最後人數的人。如果可以的話，請在最終人數確定前通知他們，通常大約是婚禮前72小時。請確保缺席的理由可接受，否則你會失去他們的尊敬。

如果真的在婚禮當天改變計畫，請盡可能聯繫新娘或新郎最親近的人，如果他們會通知，就會選擇最好的辦法，來通知新娘或新郎。

5. 記得帶現金！

這個建議看起來很簡單，但多數人都會忘記。多數新娘都聽人家說，不讓賓客喝到飽的話不太好，但這樣一來，費用會快速增加，所以喝到飽總是會因為預算考量，而第一個砍掉。

請記得帶50元的現金，如果真的可以喝到飽，請給酒保20

元。如果是付費吧台，你和一同出席的伴侶，現在將各有3杯左右的飲料，可以開心享受在舞池的時光。

6. 說到日期……

你不會多得到一個名額。

我再說一次：你不會多得到一個名額。

後面的人可能沒聽清楚，我再重複一次：你不會多得到一個名額。

除非你的邀請函中特別註明「琳賽和湯瑪斯‧羅賓森」，或「琳賽‧羅賓森以及另一名賓客」，否則你不會多得到一個名額。請不要問新娘你有沒有多一個名額。

另外，如果邀請函上註明邀請的人不克出席，請不要認為你可以讓其他人代替。如果真的出現這種狀況，你當然可以問新娘，但這是你唯一可以詢問，是否有多一個名額的時候。

7. 不要妨礙攝影師工作。

我懂：你很高興，很想記錄這對新人共結連理的時刻。很令人感動、很甜蜜，你很想捕捉這個珍貴的時刻。

但說真的，我們花很多錢，請人用品質好很多的相機來做這件事。沒錯，很多錢，而且相機的品質好很多很多。

婚禮當天，攝影師和婚宴主持人的權力比新娘還大，請聽他們的指示，不要妨礙他們。

我祖母在婚禮當天，一直站到攝影師前面，想用她的iPhone來拍團體照，我當時可能真的氣瘋了。有人請她走開，經過幾次無效的勸阻後，我終於大喊：「阿嬤妳滾開啦！我們花錢請她代替妳拍照的啦！」

這絕對不是我婚禮中最閃耀的時刻……

老實說，我建議直接把攝影機收起來，好好享受婚禮就好，大不了就去櫃檯索取一些抓拍相片。如果你非在婚禮拍照不可，比如說有人拿槍抵著你的頭之類的，就請你好好觀察狀況，確認你拍照不會妨礙攝影師工作。

8. 婚禮當天，請不要認為新娘和新郎什麼都知道，或什麼都必須負責處理。

我知道這點很奇怪。你可能會以為，新娘和新郎會完全掌握婚禮當天的狀況，但是請相信我，情況並非如此，即使過去18個月來，都盯著這個日期，他們可能連當天的日期都不記得。

我們第一次正裝準備拍照時，湯瑪斯告訴我他在洗澡的時候哭了20分鐘，我聽到後就跟他說：「欸我也是！」新娘和新郎經歷的是最強烈的情緒雲霄飛車，根本無法言喻，而他們也常常忘記一些簡單的事情，例如預約理髮的時間。

即使如此，請不要傳訊息給新娘或新郎，告訴他們婚禮的細節，也不要在婚禮當天遇到他們的時候送禮物。我覺得大家應該都知道才對，但這兩件事情在我們婚禮當天都還是發生了，所以我才特別提出來。

婚禮當天，你應該……

9. 有事就問新娘的閨蜜，並聽從閨蜜的指令。

新娘閨蜜在婚禮當天的權力，僅次於攝影師和婚禮主持人。她們整天都和新娘新郎在一起，有什麼問題找她們就對了。

廁所在哪裡？禮物桌在哪裡？婚禮後要去哪裡？

去找身旁那些多到滿出來的化濃妝的人就對了。

　　另一方面，如果新娘閨蜜請你做什麼事，去做就對了，因為這代表新娘本人的命令。有一位賓客，完全無視伴娘請她在我們第一次正裝拍照時離開，結果後來每張照片的背景都有她。看到這些照片的時候，我就變成了婚禮後的新娘酷斯拉，生氣到不行。

10. 好好享受就好，不要一直跟新娘表達自己的意見。

　　拍團體照的時候，我剛剛提到的那種痛苦，又會席捲而來，因為會有人在那邊大喊：「我真的不懂你幹嘛還要花錢請攝影師欸，我拍的照片才是最棒的啦！」然後把一張大家都在祭壇前面的照片拿給我看，拍得真的很醜。我知道她是想逗我們開心，可是……真的不好笑。

　　如果你不喜歡新娘的禮服顏色，很棒。如果你覺得婚禮有什麼要調整的地方，很好。你有自己的意見完全沒問題，但請不要跟新娘說。她花了很多時間才選定禮服顏色，並決定婚禮細節；這時候你如果還跑去跟她說哪個地方弄得不好，她肯定不會想再跟你講話。請把這些意見放在心裡，用在你自己的婚禮就好。很煩欸，我們沒有婚禮誓詞是有原因的好嗎？

　　寫這些顯得好像我是新娘酷斯拉，但我真的不是！其實我們95%的賓客都是天使，婚禮也進行得很順利。當然還是有些人「喝太醉」，家人互動也有些奇怪的地方，但整體來說，是很完美的一天（我知道聽起來很老套，但真的就是這樣。）我寫這些的目的，是希望大家舉辦婚禮順利，也給即將首次參加婚宴的人一些建議。

　　每場婚宴都不一樣，但我們永遠都要當一名好賓客。

仿禁食飲食資訊

我朋友瑞克・史蒂芬（Rick Stevens）送我一本伐特・朗哥的書《*The Longevity Diet*》。朗哥在 Ted 的演講非常棒，我也非常喜歡禁食。禁食不僅帶來有趣的健康益處，也可以簡單地讓自己知道，餓肚子沒什麼大不了。

真希望當年我還是投擲選手的時候就懂這些！

我做過這個預先準備計畫2次，但你也可以輕鬆做到。基本上，幾乎每天的內容都是：

400大卡來自蔬菜
400大卡來自健康脂肪（堅果、橄欖油）
1份綜合維他命和礦物質補給品
魚油
無糖茶
大量的水

我媽說蔬菜是肥胖的剋星，而造成肥胖的元兇，就是澱粉和

糖。小時候我們其實就有湯的食譜，非常好喝，如果你想試試
看，我找到一個類似的東西：

https://www.workingmother.com/momlife/13527488/weight-watchers-minestrone-soup-recipe/

義大利雜菜湯

食材：

　　噴霧油

　　1顆切好的大洋蔥

　　2顆切好的芹菜莖

　　1顆半剝皮並切好的中型紅蘿蔔

　　3.5公斤（8磅）切好的大頭菜

　　3杯半的熱水加入2塊蔬菜高湯塊

　　1份14盎司切好的番茄

　　2茶匙的牛至（oregano）

　　1磅的全麥義大利貝殼麵

　　少量猶太鹽

　　少量黑胡椒

做法：

1. 在大平底鍋上噴灑噴霧油，並用中火預熱。
2. 在平底鍋中加入洋蔥、芹菜、紅蘿蔔、大頭菜，然後視情
   況烹煮和攪拌3分鐘。

3. 加入蔬菜高湯、罐裝番茄和牛至。煮至沸騰，然後把火關
　　小烹煮15分鐘。

4. 加入義大利麵，再烹煮10分鐘。

5. 加入鹽巴和黑胡椒提味。

6. 立刻品嘗，或裝在密封容器放進冰箱。

　　這個食譜在Weight Watchers網站上只有1分，不過這道菜幾乎都是蔬菜，也就不太令人意外。

　　在最新的SmartPoints計畫中，蔬菜水果並沒有分數。這個新系統的目的是「鼓勵你多吃低卡、營養、有飽足感的食物。」

　　搭配一些魚油膠囊和草本茶，多數人都可以輕鬆做到禁食（吃飯的時候就喝這個湯）。

　　堅果也相當單純，以下段落摘錄於一篇很棒的文章：

　　「根據美國農業部和開心果健康組織，一份標準1盎司的開心果相當於49顆，熱量是158大卡。也就是說，100大卡的開心果大約30顆，相當於10顆杏仁、10顆腰果、10顆胡桃、或16顆花生。」

https://www.livestrong.com/article/312503-how-many-pistachios-make-100-calories/

　　如果你決定要吃橄欖，可能會跟我一樣，發現他們沒有想像中那麼「不好」：

「每顆橄欖只有4到5大卡。根據美國食品藥物管理局的標示規範，低卡食物每份的熱量在40大卡以下，而一份10顆的綠橄欖或黑橄欖的熱量只有40大卡。若把橄欖換成大蒜、胡椒、或起司等其他食物，會大幅增加食物的熱量。此外，在橄欖上淋油也會增加熱量。」

https://www.livestrong.com/article/296457-how-many-calories-does-an-olive-have/

我不是說你一定也要這樣做，但你也許知道，我自己沒做過的事情，絕對不會建議別人做。

幾年前，我在一個工作坊遇到一個當時很有名的人，他問我知不知道急速節食法（Velocity Diet）。我還來不及回答，他就說：「這種飲食方法很蠢。」

我問他自己有沒有試過，他說：「沒有。」他接著好像說，這不過就是「減少蛋白質，適量採行禁食之類的……」

那你自己試過沒有？

沒有。

但你卻是個專家呢！

我一直以來都會不惜代價親身體驗，有時候學到很多，有時候確實浪費我的時間、財產、和才能。

我收到許多email，問我能不能給更多仿禁食飲食的相關資訊。你當然可以跟我一樣買《The Longevity Diet》這本書，或者是email給我，向我索取一些，我在谷歌上查到的資訊（開玩笑的啦）。

（附錄四）

索斯伍德（Southwood）訓練

　　我從1979年就開始教書，很多同事都曾經是我的學生，我也很驚訝，很多學生的父母也曾是我的學生。雖然這樣的經歷顯得我很老，很多人也都知道，我還是把自己當成20歲年輕人來訓練，至少我認為自己是這麼做的。我還是會冒著風險嘗試一些新事物，例如急速節食法和slosh pipe訓練。

　　有一次我的女子舉重課快下課的時候，突然聽到廣播說：「各位老師，請立刻緊閉門窗，這不是演習。」如果你過去30年來都住在別的星球，可能就不知道這是什麼意思。不過當時所有師生都很清楚：有人持槍闖入學校。

　　我們鴉雀無聲地坐了一個小時，盡可能遠離門窗，當時我心中想的都是我的孩子、教子女（godchildren）、以及同樣躲在這棟建築物裡的親朋好友。

　　結果那個學生帶的只是一把仿真的空氣槍，他的家長後來還在媒體上吵說，學校「反應過度」了。過了幾天，芬蘭發生了類似的故事，不幸造成許多學生死亡。

　　反應過度？我不這麼認為。

　　後來我女兒凱莉告訴我，孩子們都在討論躲在哪間房間最安全。在那一小時裡，有些學生在哭，很多孩子幾乎輪流情緒失控。不過，重訓室裡面沒有人哭。顯然我的體型讓他們感到安定，但我認為還有一個重點：我在重訓室裡訓練的是一群勇士。

　　這些女孩們才剛完成我心目中最好的訓練方法之一：索斯伍德訓練。本訓練計畫改變了這些女孩。讓我先跟你分享索斯伍德訓練，然後再分享它的親戚：五大訓練動作（5x5）。沒錯，我曾經寫過索斯伍德訓練，但本訓練計畫值得重提。

　　我常常收到高中教練的email，問我如何教一群孩子做重量訓練。從他們寫的內容看來，要讓那些學生做重量訓練，根本就是不可能的任務。有些教練聽起來，甚至可能需要請教士來幫學生驅魔，學生才可能開始運動。

　　這些教練都是好人，我也總是跟他們說，其實他們絕對能讓孩子開始訓練，不僅簡單，也不會花很多錢。以下訓練計畫不是我發明的，我要感謝我九年級的體育老師大衛．費里曼（Dave Freeman）當年讓我們操作這項計畫。

　　在聖．維洛妮卡學校（St. Veronica's School）讀了八年後，我轉學到索斯伍德中學（Southwood Junior High），這是一個非常大的轉折。從愛爾蘭教會學校轉到公立學校，已經是很大的轉變了，我甚至還要開始打美式足球。我當時只有53公斤（118磅），幾乎一點肌肉都沒有，所有人都知道我必須做重量訓練。

　　當時我首次接觸索斯伍德訓練計畫，在學校一間臨時搭建的房子裡，有大約15支灌水泥的槓鈴，我這個世代的人用過的第一支槓都是這樣。

　　費里曼老師幾乎沒有花時間解釋8-6-4的「組數次數」系統，因為除了我以外的所有人都知道怎麼做，不過這也是本訓練計畫聰明的地方，你只要學一次之後就會操作。沒有什麼很厲害的科學，但足球場上要那麼厲害的科學幹嘛？

　　這個訓練計畫很簡單。首先，4個男生一組，每組有1支槓鈴，槓鈴重量從很輕（大約12公斤〔25磅〕）到接近45公斤（100磅）都有。每組1次1個男生做動作，放下槓鈴，然後換人，4個人會一直輪流做動作和觀察隊友動作，也就是槓鈴一直都有人在用。

　　3組其實不會花太多時間，有時候甚至還來不及調整呼吸就要做下一組了。

　　次數安排非常簡單：

　　第一組：8下
　　第二組：6下
　　第三組：4下

　　目標也相當明確：只要18下能全都做到，就加重。如果一開始使用的槓鈴太輕，就使用更重的槓鈴，下次訓練加入更強壯的組別。當然，實際上也可能用更大的重量來重新組隊，只要能達到團隊合作的效果就好。

　　這個訓練計畫有4個動作：

爆發式上膊

肩推

前蹲舉

臥推

　　每個動作都操作8-6-4的次數。每組肩推和前蹲舉前，都會做1次上膊，也就是每次訓練中，都會從地面將槓鈴上膊到胸前22次。如果爆發式上膊，真的像很多人說的一樣，是「運動動作之王」，我們把這個動作之王操作很多下呢！

　　為了更快完成訓練（有時候好像真有必要），費里曼老師有時候會建議，將爆發上膊和肩推一起做，也就是1次上膊搭配1次肩推，總共做8下，使用的重量當然比較輕。也可以在上膊和肩推之後再做前蹲舉，我只有做過1次，就發現這是很有效的心肺訓練。

　　每天的暖身都會跑2圈操場，並完成1次障礙挑戰。2圈操場大概600公尺，障礙挑戰的路線上有一道牆、各種上肢挑戰、還有一些平衡走路訓練。

　　整體而言，這是一個不錯的訓練計劃。

索斯伍德計畫

以下會介紹索斯伍德計畫的細節，1週需要在重訓室執行3次：

爆發式上膊：8-6-4下

肩推：8-6-4下

前蹲舉：8-6-4下

臥推：8-6-4下

我開始教學以後，曾數次使用這個訓練計畫。我在團體訓練學到一件事，就是臥推時不再使用蹲舉架，而是讓2位保護者用硬舉的方式把槓鈴拿到臥推訓練者的頭上。

我發現，年輕運動員在蹲舉架上出槓做臥推時，肩膀的位置都會有問題；但如果是保護者把槓鈴拿到他們的頭上，就能很自然地用正確的方式握槓。這種方法，同時也能確保使用了正確的保護方式，因為你根本就沒時間做任何傻事。

索斯伍德訓練計畫有3個基本方法，第一個（或是我們所謂

的「經典」）方法，就是4個動作都用相同重量的槓鈴。若使用這種方法，槓鈴的重量取決於肩推的重量。

這種方法的好處（值得好好思考），就是使用輕重量做前蹲舉的話，運動員比較不會怕蹲得很深。在學習初期階段，深度比重量更重要，所以這個經典方法可能最適合。

不過，孩子們都知道，他們臥推的重量遠大於目前使用的重量，我常常發現他們會在正式訓練結束後，自己多做好多組臥推。不過……我不認為他們多做一些訓練會是個問題。

第二個方法，是每個動作選用不同的重量，而前蹲舉的重量固然還是受到爆發式上膊的限制，但初學者用較輕的重量來練前蹲舉，還是會有效。

我堅信動作比肌肉更重要，也認為正確的動作比重量更重要。也就是說，我不認為一個275公斤（600磅）的前蹲舉是一個「練大腿前側」的動作，因為要做到這種重量，你全身都必須非常用力。另外，如果你的屈膝角度很小，也不必吹噓你的大腿有多強壯了。

在訓練人數很多的情況下使用這個方法，會需要不斷拆裝槓片，訓練者也難免到處跑來跑去，不過這種方法很適合20人以下的團體，對於個別訓練者也相當理想。

我使用的第三個方法，就是用索斯伍德訓練計劃當作暖身。

沒錯，我知道世界上所有人都是進階者，但本計畫的4大動作，可以有效地讓身體做好準備。就像艾爾文‧科斯葛羅夫（Alwyn Cosgrove）的複合式訓練一樣，這種全身性的動作，有些燃脂的效果。

　　若要讓訓練增添更多樂趣，可以嘗試連續操作8下爆發式上膊、肩推、前蹲舉，然後再直接做各做6下和4下。

　　我曾經嘗試把臥推加入這個團組，但是要一直站站坐坐實在太麻煩，根本就像在跟槓鈴扭打。安全當然很重要，但我發現，如果目的是暖身，在這裡加入臥推就太麻煩了。

達到五

我們會從索斯伍德計畫進步到五大訓練,這是一個單純的線性進步,用同樣的4個動作執行5組5下,另外再加上硬舉。

使用這種方法的運動員,每組都會加重,所以會盡可能用最重的重量完成第五組。任何程度的年輕運動員,大概都能用比1次反覆最大重量輕4.5公斤(10磅)的重量做5下。這種情況,就不會出現在擁有兩三年訓練經驗的人身上,但在年輕訓練者身上相當常見。

下一次訓練內容如下:

爆發式上膊:5x5

肩推:5x5

前蹲舉:5x5

臥推:5x5

硬舉(任何形式):5x5

只要看過過往健美運動的相關紀錄,任何人都會看到五大訓

練的蹤影。已故的雷格・帕克（Reg Park）就用這個方法練得很成功；他有一位追隨者，是名奧地利的健美選手，相當有政治野心，也使用非常相似的訓練計畫。

5-3-2訓練

每5次訓練，我們都會稍微改變組數和次數安排。我們會改成3組訓練，第一組做5下，加重後下一組做3下，再加重後做1組很重的2下，這就是5-3-2訓練，目標是盡可能用最大重量做最後那2下。

讓年輕運動員用大重量做1下，會有一個問題，就是所謂的「模糊邏輯」（fuzzy logic）。這個詞大概10年前就沒人在用了，似乎和「來隻牛吧」（have a cow, man，大發雷霆）以及「我沒吸進去」（I didn't inhale）一樣，早就被人遺忘了。

多數人用大重量做1下的時候，保護者都會幫忙「一點點」、深蹲的深度也會比較尷尬、肩推時腿還比上半身用力……諸如此類。如果是做2下，至少可以確定，其中一下有確實做到。

我們不希望在重訓室裡面，看到「模糊最大」。

我每5次會換成5-3-2訓練的原因很簡單：我開始看到5組5下的訓練量，真的讓運動員進步，這時候每2週加入1個較輕鬆的測驗日，似乎能讓運動員維持熱情，願意更努力繼續訓練。

只要運動員持續進步，我不擔心他們會覺得無聊；無聊又無效的訓練計畫才是最可怕的。不幸的是，多數的訓練計畫都「又

無聊又無效」。

　　索斯伍德計畫進行3週（最多4週）後，我就會換成五大訓練。五大訓練執行2個月，也就是運動員有4次做到2下最大重量的機會，並在最後來1天最大重量日後，就可以換成其他訓練計畫。

精通五大動作

　　五大動作的熟練程度，任何人都能一眼看出來。大二學生默默開始能用90公斤（200磅）以上，做5組5下的爆發式上膊，槓鈴上的重量也漸漸可觀。這樣的程度，對成年人來說算很不錯了，對15歲的孩子來說，更是不可思議。

　　我用過很多方法來帶領學生進入重量訓練、適能、和健康的世界，而索斯伍德和五大訓練只是其中2種，讓很多學生獲益良多。他們每天都吃好幾顆魚油膠囊，訓練前、中、後都會喝高蛋白飲品，讓他們的肌肉量和肌力，都有相當驚人的進步。

　　和重量搏鬥幾週以後，這些學生就準備好面對各種挑戰了。

碎形文章

　　科學家本華・曼德博（Benoit B. Mandelbrot）的傳記《*The Fractalist: Memoir of a Scientific Maverick*》在他死後才完成，讓後人難得有機會一窺這名科學家的內心世界。曼德博顯然天生就具有非凡的智慧，但周遭環境……以及經得起時間考驗的建議，讓他得以涉獵許多不同的領域。

　　曼德博能夠閱讀和討論各種學術主題（建造水壩，和電話相關議題放在一起，基本上都沒問題），所以能夠看到許多模式的形成。

　　我的教學，有很大一部份都受曼德博影響，而且我不認為自己有意識到。從不知道什麼時候開始，健身產業很常提到帕列托法則（80/20法則），我們都剽竊過這個法則。80/20法則經過了變形，現在更常在極簡主義和生物駭客的領域使用，但教學的基本原則還是顯而易見。

　　我常常和派特・費林恩聊天，最近特別針對過早專項化的議題討論。大衛・艾柏斯坦在《跨能致勝》一書中，拆解了一萬小時練習的觀念，指出這個方法，只有在能提供立即回饋的領域才

有用，例如：

> 高爾夫
> 西洋棋
> 古典音樂

　　家長刻意讓孩子過早專項化，當然會「贏」。可是令人難過的是，過早專項化，會帶來心理和情緒疲勞，在許多運動中，也會造成一輩子的受傷問題。專項化對魚來說很不錯，但人類似乎必須要能夠適應各式各樣的環境。

　　派特非常相信普遍化（generalism），例如學習吉他，也可能讓你對其他領域產生興趣。我們當然也會看到從事多種運動的運動員，可以將技巧和策略轉移到各個不同項目。我有一位在MLB的朋友告訴我，他小時候練體操和BMX競賽的經驗，給他帶來很多好處，比他一些整天都待在棒球場的朋友還好得多。

　　成功的運動員常常發現，足球讓他們的籃球打得更好……或類似的經驗。身為教練，我發現有角力和田徑經驗的學生，都能在美式足球練習時，展現出我們無法教導的技巧。

　　帕列托法則將這條很多人選擇的道路，帶進了極簡主義。

　　我在eBay上買的第一本訓練相關書籍，作者是棒球傳奇人物泰德‧威廉斯（Ted Williams）。他在書中基本上只建議：

- 把重量推到頭上
- 把重量從地上拿起來

- 專心做2組5下

我在1965年就讀到這些，今天仍然適用。
我在2002年加上：

- 帶著重量走一段時間或一段距離

但威廉斯的看法還是對的。
許多極簡訓練計畫的內容只有：

推
硬舉（或壺鈴擺盪、抓舉）

看我幫你省下了多少買書錢！
難過的是，我現在比較難定義什麼叫碎形。
曼德博曾說：

「雲不是球形的，山不是錐形的，海岸不是圓形的，樹皮不是光滑的，光也不是走直線的。」

我很幸運，因為《侏儸紀公園》（*Jurassic Park*）幫我定義了碎形的概念：

「事情就是這樣。一天就是一輩子的縮影，你一開始只做一

件事，但最後都會做別的事；你會有計畫，但永遠達不到⋯⋯
而在你人生的最後，會發現人生也如此充滿變數。一輩子根本就
和一天一樣。」

——麥可・克萊頓（Michael Crichton），《侏儸紀公園》

我使用這個概念的方法是：我用運動員生涯當作每年、每
週、和每日的規劃。我們想要最好的結果，所以我們會用最令人
振奮的方式結束練習。

「最後一球，最棒的一球！」

如果對象是一般人，我會把困難的訓練（就像中年一樣！）
放在整個訓練的中間。一天開始的時候，我們會像嬰兒一樣滾來
滾去，訓練結束後，我們會用瑜珈的攤屍式（corpse pose）躺在
地上安靜練習呼吸。我們的訓練一開始像嬰兒一樣，接著站起
來，再回到地上；努力訓練，再慢慢緩和，像極了人生。

曼德博也告訴了我們，要如何幫運動員和一般人準備好面對
改變：

溫和
狂野

溫和就是「積少成多」的標準，就像為了退休金儲蓄、以及
學習閱讀和算數學。溫和也是維持健康、飲食、和準備面對人生
各種挑戰的好方法。

訓練計畫的改變（尤其是動作改變）通常最好描述為「一樣

卻不一樣」。通常只需要改變角度、調整器材、或改變身體位置（例如從站姿改為單跪姿），然後稍微加點重量，繼續練下去。

這樣很有效，你會有收穫。

以上是「溫和」。

溫和很有效。

不過，有時候還是需要大規模的徹底改變。

這時候就需要狂野了。

我在訓練別人的時候，多數時候都用基本和可重複的方法，飲食也都相對溫和：蛋白質、蔬菜、水之類的。

但是人體（自然界的萬物似乎都一樣），似乎喜歡偶爾來點不一樣的。

這時候就該執行我所謂的「公車板凳」訓練和飲食計畫，持續2到6週：準備迎接改變。

該狂野一下了。

幾年前（我知道你知道這件事）我執行急速節食法，而且每天都喝6杯高蛋白飲品，不吃其他東西。身為一名運動員，我的看法完全改變。當然，過程真的很辛苦。

為了幫我訓練的投擲選手備賽，我們執行3週的Big21計畫。第三週的時候，他們的睡眠品質都受到影響，因為很害怕下一次的訓練。

關鍵是「之後」：訓練之後……還有飲食之後。

在這些訓練計畫之後，運動員的身體、情緒、和心理狀況都煥然一新。

天災過後，大自然恢復的速度比一般人預期快得多；經歷狂

野的飲食和訓練計畫之後，運動員（一般人也一樣）在夢想著吃甜點和輕鬆散步的同時，恢復速度也比自己想像中快很多。

曼德博的書徹底改變了我對教學和競技的看法。我現在更明白為什麼有些方法有效，以及為什麼有些很棒的想法，卻會徹底失敗。

「溫和」和「瘋狂」各有益處，但多數情況下，請保持溫和。

有時候（不要太常），再狂野一點。

爆發體能，出自《哨音四十年》

　　《*Arnold: The Education of a Bodybuilder*》一書問世後，一提到「重量訓練」，多數人心中想的都是「健美」。沒錯，健美式訓練方法，對於瘦體組織的成長相當有幫助，尤其是肌肉生長。

　　但我們可以延伸說明一下：訓練碰撞型運動員的時候，必須記得，運動表現才是關鍵。我賣最爛的一本書《*Now What?*》會繼續賣很爛，因為我在裡面提到，健康指的是人體器官的最佳交互作用、適能指的是執行任務、壽命的質和量都很重要、而運動表現則是有人叫你名字，你必須做些什麼的時候。

　　我沒有提到冰塊狀腹肌，也沒有提到穀倉門一般的三角肌，我錯了。

　　要有好的運動表現，你還需要其他元素。我找不到適合的字來形容，所以自己發明一個字（我越老越喜歡發明新字）：爆發體能（Snapacity，發音是snap＋ASS＋city）。

　　所謂的爆發體能，結合了爆發力訓練（snap）和體能訓練，因此得名。

　　要練就一身好的爆發體能，顯然需要聰明的訓練設計和時

間，要在重訓室訓練，也要在運動場訓練。但在深入探究以前，我們要先想想一個很多人訓練時，都忽略掉的事情：

我們在重訓室裡到底想練什麼？

讓我正常發揮，用中二屁孩的方法來解釋這個概念：「拉我的手指？」別擔心，沒事的，我只是在解釋肌力訓練的角色而已。對碰撞型運動員而言，肌力訓練的角色不外乎以下3個：

伸

推

折

概念很簡單，但請聽我解釋。伸出你的食指，然後用另一隻手輕輕拉你的食指，但是請抵抗這個拉力。

很明顯，這就是棒式。我非常推崇棒式，因為棒式讓我們學到正確訓練中最常被忽略的概念：張力。

讓人學會正確操作張力，是肌力訓練的基礎。而張力絕對不只是趴在地上，維持伏地挺身式棒式（PUPP）幾分鐘時間而已。要舉起大重量，就一定要學會將身體鎖緊，準備好對抗重力。

我曾在1970年到南舊金山的Orange圖書館，尋找美式足球和變強壯的相關書籍，後來找到的書包括《石中劍》、《*Seven Days to Sunday*》、還有邁爾斯·凱盧姆（Myles Callum）的《*Body-building and Self-defense*》。

　　毫無疑問，這3本書改變了我的人生。對當時的我而言，凱盧姆的書影響最大；不過另外2本書也各有自己的故事。

　　不久前，我在網路上找到這本書，又買了一次。在這本1962年出版的書中，我覺得以下這段話寫得很棒：

　　「這個方法（等長／張力）來自一個肌肉生長的新理論。德國和美國的科學家和醫生發現，肌肉只能以一定的速度生長。而且根據這個理論，肌肉生長所需的功夫，比我們想像的更少。科學家指出，如果你用最大力量來收縮肌肉，並維持6秒，只要1天1次就好，肌力就會以最快的方式進步（肌力！！！）」

　　「這種肌肉張力的方法是否可以取代重量訓練，還有待商榷。有些科學家認為可以，他們認為持續努力訓練『不會讓肌力成長得更快』。不過，重量訓練可能會讓肌肉本身生長得更快。」

　　看到了嗎？我的重點在於：肌力！我在1970年就讀過這本書，但我仍持續重新學習這個部分：

　　「有些科學家認為可以，他們認為持續努力訓練『不會讓肌力成長得更快』。不過，重量訓練可能會讓肌肉本身生長得更快。」

　　等長收縮和所有棒式相關動作，都和張力有關，在我們的「拉我的手指」模型中，屬於所謂的「伸」。不過你可以看到，張力／棒式／伸，都讓我們直接進入下一個重點：

　　推

　　我從1971年開始學打字，今天打字的速度，比起當年還在索斯伍德中學使用手動打字機時快得多。我們打字的速度之所以會越來越快，就和重量訓練中反覆次數的重要性一樣……其實幾乎所有事情都是如此：反覆執行一個動作，讓神經系統得以學習。打字的時候，我把我的手指推向鍵盤，然後神奇的事情就發生了。

　　多數人在重訓室都是這樣開始和結束的：各種動作執行5組5下，然後感謝您今天的光臨。推對運動表現如此重要的理由，也就是我們多數人喜歡它的原因。

　　用正確的動作、組數、次數、負荷來做重量訓練，讓身體得以產生美好的荷爾蒙梯瀑反應，這是羅伯・沃爾夫幾年前向我解釋的概念。

　　我剛開始認真學習重量訓練的時候，體重在4個月後從73公斤（162磅）成長到91公斤（202磅），而熱量攝取／熱量消耗的模型不足以解釋這種成長。和迪克・諾特麥爾一起訓練的前蹲舉以及奧林匹克舉重，告訴我的身體一件很簡單的事情：不成長就成仁。

　　我成長了。

　　肌力訓練的最後一個角色是「折」。伸手指可以指出方向，推手指可以在螢幕上打字，但如果要發出聲音，就必須折手指。

　　折手指的關鍵是張力、時機、和放鬆。張力太強不會有效果，張力太弱也不會發出聲音。如果做法正確，你折手指的聲音可以傳遍整個大禮堂。

　　投擲、打擊、腳踢是「折」在生活中的實際應用，我認為所

有人的訓練，都應該加進這些元素。

　　任何有系統的訓練計劃都應該包含伸、推、折三個元素。有時候這三個元素可以個別訓練，但最好可以全部組合在一起。

　　大概從1970年讀過凱盧姆的書以後，我就開始製作我的重量訓練矩陣。我以前的訓練，幾乎沒有全身訓練的紀錄，只會用小寫X來記錄我訓練過的部位。現在我相信身體是一個整體，但我也能瞭解當時為什麼要那樣訓練。

動作	等長（棒式）就是一種訓練計畫	肌力動作（10下以內）、肌肉生長動作（15-25下）	抗扭轉訓練	三動作組合	奧林匹克舉重
推	伏地挺身式棒式（PUPPs）	臥推、肩推、伏地挺身	單手臥推、單手肩推	借力推／上挺壺鈴擺盪重量加衝刺／重量加雪橇	蹲抓舉挺舉
拉	暫停俯臥划船	引體向上、划船	單手TRX划船		
髖鉸鍊	臀橋式支撐	臀推、架上拉、山羊袋壺鈴擺盪	山坡衝刺、體育館階梯、跳繩、跨步跳、高抬膝		
蹲	酒杯式深蹲（6點前後移動）	雙壺鈴前蹲舉、前蹲舉系列動作	熊抱負重行走、熊爬、熊抱搭配怪獸行走		
負重行走	農夫走路	推雪橇	單手負重行走：公事包行走、服務生行走、壺鈴上肩行走		

　　這裡總共有37種動作，多數人很快就可以全部學會，我認為這些是漸進式（progressive）的動作。湯瑪斯·德洛姆曾寫過一本書，就叫做《漸進式阻力訓練》，讓重量訓練界有基本的共

通語言。漸進式阻力訓練就應該，呃，漸進。

但是漸進不一定表示要加重！！！

- 從等長漸進到彈震式（沒有動作變成快速動作）
- 單關節動作漸進到複合式動作
- 器材選擇的漸進（或退階，如果你很老派，而且只喜歡用鐵的話）
- 動作選擇合理進化（奠基於先前的成功）
- 組數和次數的漸進（如果負荷很大，則可能減少）
- 以及當然：加重

如果要做奧林匹克舉重（矩陣最右邊的動作），就必須用對的順序來執行伸、推、折。以上挺為例，你必須在站姿保持緊繃，然後下沉、折、接槓、最後站起來。整個動作可說是一個折起來的棒式，或類似棒式的折！

關於這個矩陣，還有一個重點：粗體字的動作基本上都不太需要器材：

伏地挺身式棒式

暫停俯臥划船

臀橋式支撐

酒杯式深蹲

農夫走路

山坡衝刺

體育館階梯
熊抱負重行走
公事包行走

帶軍人或美式足球選手做熊抱負重行走的時候，我常常叫他們直接抱起隊友（熊抱！）走路，就這麼簡單。

讓我們更仔細瞧瞧這個方陣。

最左邊那欄的標題是「等長（棒式）就是一種訓練計畫」，每年重新執行清單上的動作，可帶來很好的效果。執行等長推、拉、髖絞鍊動作時，會用壓力下的時間，這個很棒的傳統觀念來衡量。如果能有一名教練，確保你不只是維持姿勢，而是真的把全身繃緊，就再好不過了。

我都跟學生說，酒杯式深蹲和農夫走路，都是移動的棒式。我在健身界第一篇出版的文章，是關於過頭深蹲，而我好多年後才發現，過頭深蹲之所以對投擲類選手有那麼大的幫助，是因為這個動作也屬於移動的棒式。

沒錯，過頭深蹲也需要活動度、柔軟度、深蹲能力、和純粹肌力；但動作執行過程，對這些特質的需求會一直改變。

建議將「等長（棒式）就是一種訓練計畫」搭配提姆・安德森的「原始肌力」一起訓練（下表）。這些重置動作不僅可大幅改善活動度和平衡感，也能讓緊繃的肌肉放鬆。

就我所知，若要讓人找回本來就該有的能力，提姆的方法最有效。

動作	「等長（棒式）就是一種訓練計畫」	「原始肌力」運動表現重置
推	伏地挺身式棒式	前趴頸部訓練動作 鳥狗式系列動作
拉	暫停俯臥划船	前趴頸部訓練動作 划船系列動作
髖絞鍊	臀橋式支撐	六點點頭和前後移動 鳥狗式系列動作
深蹲	酒杯式深蹲 六點前後移動	前趴頸部訓練動作 髖屈肌群伸展／滾筒放鬆
負重行走	農夫走路 喇叭行走	爬行和交叉爬行

　　下一個表格則是多數人都知道的內容：傳統肌力訓練和健美訓練動作。我建議在「多數時候」都應該：

- 推、拉、蹲的總次數都應該一樣（多數人的推都做太多！）
- 若要提升肌力，總次數應維持10下左右，也就是3x3、5x2、或5-3-2。
- 若重點是肌肉生長，總次數應在15-25下，也就是5x5、3x8、3x5。
- 髖絞鍊動作的反覆次數取決於動作，壺鈴擺盪等動作可做多一些，硬舉和奧林匹克舉重則可做少一些。
- 至於負重行走：做就對了。

我不想在這邊著墨太多，但我真的不是很喜歡在重訓室裡做

扭轉訓練，也許是因為我從事投擲運動已經有50年的時間，每年（至少）一萬次投擲，對我來說扭轉訓練已經夠多了。但是，我從這麼多年的經驗中提「鍊」出這個結論的時候（欸我剛好也是鍊球選手耶……好吧我以為很好笑），就想起一位專精投擲運動的生物力學專家曾說：你能把東西丟那麼遠，不是因為扭轉，而是抗扭轉。

針對高水準投擲的描述，一直都是盡可能加速，然後用力撞進磚牆，但是如果頭往前傾就不好了。投擲的時候，我們會用力停下來，讓投擲物自己飛出去。教美式足球前鋒執行阻擋的時候，我們會強調「不要被撞到轉動」，這就是所謂的抗扭轉。

我們的身體通常都不對稱，所以要用弱的那邊決定訓練的反覆次數。如果我左手可以做2下肩推，右手就只做2下。我從一位優秀的教練泰勒‧路易士（Taylor Lewis）身上學到一個概念：如果我一直訓練強邊，另一邊永遠跟不上。現在想想很有意思，不過我早期的一些文章都在討論單手動作，當時很多人覺得很瘋狂，但現在已蔚然成為主流。

肌力動作（10下以內）、 肌肉生長動作（15-25下）	抗扭轉訓練
臥推、肩推、伏地挺身	單手臥推、單手肩推
引體向上、划船	單手TRX划船
推、拉、深蹲的總反覆次數要一樣	用「弱邊」決定反覆次數
雙壺鈴前蹲舉、深蹲系列動作	
訓練肌力：5組2下 肌肉生長：3組8下	單手負重行走： 公事包行走、服務生行走、 壺鈴上肩行走

在動作矩陣中，越往右邊，「折」就越重要。不久前我們曾經討論過這個主題，有人說從小到大最好的訓練方法是：

彈震式訓練（奧林匹克舉重、壺鈴擺盪、壺鈴抓舉）、基本增強式訓練
很用力的動作（健力三項、一般推、拉、髖絞鍊、深蹲系列動作）
肌肉生長（健美訓練……記得要有足夠的活動度）

簡單來說就是：奧林匹克舉重、健力三項、健美訓練。
彈震式訓練通常只要專注於伸、推、折就好，不太需要用其他文字解釋。
討論訓練的時候，「完美」一直是很棒的詞，對吧？
關於動作選擇，其實只需要討論2個問題：

- 我們能做X嗎？如果能做得對，就做。
- 我們應該做X嗎？要看情況。

如果你沒有器材、場館、能力、時間來教某個動作，我認為你大概不會讓學生做這個動作。而且其實訓練的方法五花八門，有些人根本不用什麼都學。
我發現運動員的訓練動作選擇相當單純。現在，讓我們複習一下一切的關鍵：我說的是單純，不是簡單。

訓練運動員時，我會強調兩個重點：爆發力和體能（Snapacity）。

讓我們看得更仔細一些：

動作	等長（棒式）就是一種訓練計畫	肌力動作（10下以內）、肌肉生長動作（15-25下）	抗扭轉訓練	三動作組合	奧林匹克舉重
推	伏地挺身式棒式（PUPPs）	臥推、肩推、伏地挺身	單手臥推、單手肩推		
拉	暫停俯臥划船	引體向上、划船	單手TRX划船		
髖屈伸	臀橋式支撐	臀推、架上拉、山羊袋壺鈴擺盪	山坡衝刺、體育館階梯、跳繩、跨步跳、高抬膝	借力推／上挺壺鈴擺盪	蹲抓舉挺舉
蹲	酒杯式深蹲（6點前後移動）	雙壺鈴前蹲舉、前蹲舉系列動作	熊抱負重行走、熊爬、熊抱搭配怪獸行走		
負重行走	農夫走路	推雪橇	單手負重行走：公事包行走、服務生行走、壺鈴上肩行走		

表中2個箭頭讓我們從臀推、架上拉、山羊袋壺鈴擺盪，進步到2個奧林匹克舉重動作。我們從簡單的負重髖絞鍊動作，進步到更激烈的爆發式動作，這樣可以訓練到「折」的能力。

框框裡面是體能訓練動作。山坡衝刺，顛覆了我在美式足球和田徑的教學，這個動作很累、很刺激、也很安全。框框裡面的動作，是我認為訓練體能最棒的動作。像是把汽車推過幾個街區

這種單純動作，可能會永遠改變你對訓練的想法。

　　我開始參加高地運動會以後，整體訓練情況和運動表現都有進步。獲得更多經驗後，我發現高地運動會，讓我重新聚焦於爆發體能訓練。

　　爆發體能的概念，相當適合弓箭之力這種傳統訓練方法，也能呼應斯圖亞特・麥吉爾博士的槌子與石頭概念。

　　要提升運動表現，必須在訓練和比賽中密切整合伸、推、扯。備賽時必須反映相關需求，包括高水準的移動棒式、以及優秀的肌力和爆發力（伸、推、扯）。教練必須具備各種手段，以訓練爆發力和體能。

　　這樣一來，當然就能練就優秀的爆發體能。

最新的一萬壺鈴擺盪挑戰

　　我最近放了一張我女兒做一萬壺鈴擺盪挑戰的照片，然後有人留言說：「你竟然現在才在做這個啊！」

　　太詭異了。

　　這可是我「發明」的欸！

　　幾年前，克里斯・舒格爾特（Chris Shugart）要我寫一篇壺鈴挑戰的文章。當時「挑戰」這件事情蔚為風潮，這種文章，會提供困難但可執行的運動或訓練計畫，大家都很想看。

　　我們最後決定寫一萬壺鈴擺盪挑戰，但首先……我必須自己先做。

　　如果我自己沒有先做，就不會發表這項訓練計畫。從來不會。你們都知道。

　　隔天早上，我和麥克・華倫・布朗（Mike Warren Brown）從架子上拿了2顆24公斤的壺鈴開始做，原本的計畫是1天做1千下。

　　1天1千下，10天就可以做1萬下，對吧？

　　呃，沒這麼快。

首先，我和麥克都是壺鈴教練，所以我們在擺盪的時候，確實很猛烈地用臀推的方式來執行，壺鈴接近水平的時候，我們也來到垂直棒式的位置。我們在第一日做到1千下。

第二日做到8百下的時候，我注意到一件事：基本上我的膝蓋到頸部這一段已經沒有感覺了。

所以我們決定改變計畫：1天5百下，總共做20天。

然後……我們做到了。

不過幾週的時間，克里斯告訴我論壇上有8萬篇文章，網路上大家也都熱烈討論這個挑戰。過去幾天、幾週、幾個月以來，一萬壺鈴挑戰儼然成為最單純（可能也是最好）的訓練計畫，大家可以在家裡執行，相當有效。很有挑戰性，而且很棒。

現在看來，這個挑戰還是很棒，也相當合理。

但是，很多人無法完成原版的挑戰。我和麥克的引擎都很強，也都跟壺鈴擺盪很熟，我們都可以做到50下。我後來發現很多人不像我們那麼強，所以後來我發展出了其他選項。

為了記錄，每次我改變計畫的時候，我都做了1萬下壺鈴擺盪。所以請記住：每一個選項都是我和麥克（還有其他許多人）花了4週達成的測試。在你舉手提出「更好」的做法前，請先試試我列出的計畫。

我提供3個新做法。請記住，原版的訓練計畫就很棒，你可能也能學到，結合壺鈴擺盪和肌肉生長的一些概念。

選項一：做就對了！

　　這個選項單純到，你可能看不出來它有多麼巧妙：每天做5百下就對了。

　　無論用什麼方法，做到5百下就對了。我女兒琳賽是鉛球的州冠軍，也是一名壺鈴教練，她執行的就是這個選項。

　　開始擺盪，一直做，出現技術問題、握力問題、疲勞、或無聊的時候就停下來。休息一下，做一些活動度矯正之類的東西，然後……繼續擺盪。

　　持續累積次數就對了。每次我把壺鈴放下來休息的時候，都會對全宇宙宣布我做了幾下，這樣我才會記得住。我也必須把次數記錄下來。

　　相信我，超過1萬下以後，你肯定記不得自己「做了幾下」。

　　反覆次數可能如下：

　　13：第一組做13下

　　24：第二組從第14下做到第24下

　　40：第三組的次數比前兩組還多

　　49：也許握起來有點滑，先放下調整一下

　　持續做到5百下，然後就收工回家。

　　有趣的是，有人會問這幾個問題：

　　「1組要做幾下啊？」

　　可以的話就多做。

　　「所以是幾下？」

　　可以的話就多做。

「所以是幾下啊？」

這種對話可以耗上好幾天。

選項二：我全都要

如果有很多顆壺鈴，我非常喜歡這個方法，不過當然也必須有很多顆壺鈴才能用這個方法。將所有壺鈴放在地上排成一排。我總共有26顆壺鈴，我們使用了其中25顆（4公斤的顯然太輕了），然後每顆壺鈴都做10下……總共2輪。

蹦！做完了！

這個方法其實很棒。我建議壺鈴不要依照重量排序（例如從輕到重或從重到輕），隨意排列即可。48公斤做完後，再做10公斤、24公斤其實挺有趣的。

如果你有3顆壺鈴，我建議的順序是中、輕、重。如果有超過3顆，則在開始和結束時都用中等重量的壺鈴，把輕的和重的放在中間。

現在，讓我們簡單算算並想想。

如果你沒有比較重的壺鈴，就用每個重量做15下就好。這樣一來次數會累積很快，如果你有5顆壺鈴的話，每一輪都會做到75下。

這種方法的好處，就是你只需要記得自己做了幾輪就好。如果你有10顆壺鈴，1輪做10下，你總共只需要做5輪。這樣會感覺一下就做完了。

我猜我一開始可能低估了這個挑戰的難度，因為我知道接下

來會發生什麼事。前2天不怎麼難，但我在第17天時就覺得無聊了，後來就變成一種心理的挑戰。不過，這個選項看來是最不痛苦的。

選項三：動作穿插法

原版的計畫非常好，前2個選項也非常能夠降低身心負擔，畢竟你必須用1個月的時間，1週5天，然後每天都要做500下壺鈴擺盪。

最後這個選項，是你一輩子都可以執行的訓練計畫。在每組壺鈴擺盪之間，穿插一個肌力訓練動作，或是活動度、柔軟度的動作。我自己使用基本人體動作：推、拉、髖絞鍊、深蹲、負重行走。

壺鈴擺盪是髖絞鍊動作，所以你當然可以不選髖絞鍊動作，但是我很喜歡做架上拉，或菱形槓硬舉。當然，臀推系列動作也都很棒啦。

對於每組擺盪之間動作的反覆次數，我通常不會給予建議，因為真的要看情況。如果你只想做一個動作（原版計畫），你會發現每輪做的次數都要很少，才能真的有感覺。

我通常會使用較多的單手動作，以增添樂趣。現在讓我們簡單看看我使用且推薦的計畫範例：

25下壺鈴擺盪

單手肩推（左）

25下壺鈴擺盪

單手肩推（右）

25下壺鈴擺盪

單手划船（左）

25下壺鈴擺盪

單手划船（右）

25下壺鈴擺盪

硬舉變化動作

25下壺鈴擺盪

酒杯式深蹲

25下壺鈴擺盪

左手負重原地踏步（公事包）

25下壺鈴擺盪

右手負重原地踏步（公事包）

25下壺鈴擺盪

Pump（眼鏡蛇式接下犬式）

25下壺鈴擺盪

全部重複一遍

你看：總共會做500下壺鈴擺盪，加上很棒的全身基礎訓練。

現在讓我跟你分享更詳細的做法。你也許不認識其中某些動作，但你可以在我的Youtube頻道（Dan John Youtube）上看到這些動作，你也可以將以下網址的PDF檔列印出來：

https://danjohn.net/wp-content/uploads/500-Supp-Groups.pdf

A組

1. 35下壺鈴擺盪

2. 伏地挺身

3. 15下壺鈴擺盪

4. 風車胸椎伸展（右）

5. 35下壺鈴擺盪

6. TRX划船（T向）

7. 15下壺鈴擺盪

8. 風車胸椎伸展（左）

9. 35下壺鈴擺盪

10. 菱形槓硬舉

11. 15下壺鈴擺盪

12. 史東尼伸展（Stoney stretch），右膝往下（RKD）

13. 35下壺鈴擺盪

14. 酒杯式深蹲

15. 15下壺鈴擺盪

16. 史東尼伸展（Stoney stretch），左膝往下（LKD）

17. 35下壺鈴擺盪

18. 翻滾側身手朝天（Rolling 45）

19. 15下壺鈴擺盪

20. Pump（下犬式／眼鏡蛇式）

B組

1. 35下壺鈴擺盪
2. 單手肩推（右）
3. 15下壺鈴擺盪
4. TRX長伸展（右）
5. 35下壺鈴擺盪
6. 單手肩推（左）
7. 15下壺鈴擺盪
8. TRX長伸展（左）
9. 35下壺鈴擺盪
10. TRX划船（Y向）
11. 15下壺鈴擺盪
12. 髖屈肌伸展（RKD）
13. 35下壺鈴擺盪
14. 酒杯式深蹲
15. 15下壺鈴擺盪
16. 髖屈肌伸展（LKD）
17. 35下壺鈴擺盪
18. 翻滾側身手朝天（Rolling 45）
19. 15下壺鈴擺盪
20. 原地踏步

C組

1. 35下壺鈴擺盪
2. 槓鈴肩推
3. 15下壺鈴擺盪
4. TRX大腿內側伸展（TRX cossack stretch），蹲右腳（RLS）
5. 35下壺鈴擺盪
6. TRX雙手划船
7. 15下壺鈴擺盪
8. TRX大腿內側伸展（TRX cossack stretch），蹲左腳（LLS）
9. 35下壺鈴擺盪
10. 鳥狗式，右腳在地（RFD）
11. 15下壺鈴擺盪
12. 六點前後移動
13. 35下壺鈴擺盪
14. 鳥狗式，左腳在地（LFD）
15. 15下壺鈴擺盪
16. 六點點頭
17. 35下壺鈴擺盪
18. 雙壺鈴前蹲舉
19. 15下壺鈴擺盪
20. TRX暫停深蹲

D組

1. 35下壺鈴擺盪

2. 雙壺鈴肩推

3. 15下壺鈴擺盪

4. 六點胸椎扭轉（右）

5. 35下壺鈴擺盪

6. TRX單手划船（右）

7. 15下壺鈴擺盪

8. 六點胸椎扭轉（左）

9. 35下壺鈴擺盪

10. TRX單手划船（左）

11. 15下壺鈴擺盪

12. 手腕伸展

13. 35下壺鈴擺盪

14. 槓鈴前蹲舉

15. 15下壺鈴擺盪

16. 反向手腕伸展

17. 35下壺鈴擺盪

18. 保加利亞山羊袋擺盪（Bulgarian goat bag swing）

19. 15下壺鈴擺盪

20. 基本足部伸展

E組

1. 35下壺鈴擺盪
2. TRX伏地挺身
3. 15下壺鈴擺盪
4. TRX單手彩虹（右）
5. 35下壺鈴擺盪
6. TRX伏地挺身
7. 15下壺鈴擺盪
8. TRX單手彩虹（左）
9. 35下壺鈴擺盪
10. 壺鈴羅馬尼亞硬舉
11. 15下壺鈴擺盪
12. 六點前後移動
13. 35下壺鈴擺盪
14. 酒杯式深蹲
15. 15下壺鈴擺盪
16. 粗槓引體向上
17. 35下壺鈴擺盪
18. 死蟲式
19. 15下壺鈴擺盪
20. 吊環引體向上

F組

1. 35下壺鈴擺盪

2. 法式推舉

3. 15下壺鈴擺盪

4. 肱二頭肌彎舉

5. 35下壺鈴擺盪

6. TRX肱三頭肌伸展

7. 15下壺鈴擺盪

8. TRX肱二頭肌彎舉

9. 35下壺鈴擺盪

10. 迷你彈力帶走路（右）

11. 15下壺鈴擺盪

12. 迷你彈力帶走路（左）

13. 35下壺鈴擺盪

14. 單邊臀推（右）

15. 15下壺鈴擺盪

16. 單邊臀推（左）

17. 35下壺鈴擺盪

18. 土耳其站立（右手負重）

19. 15下壺鈴擺盪

20. 土耳其站立（左手負重）

當然，你可以視情況使用自己偏好的變化和動作。

　　如果要做到500下，我喜歡從上述列表中選2組來執行（每組都有250下壺鈴擺盪），但反覆執行某些變化也很有效果，最有效的可能是A組，不過每個人的程度都不一樣。

　　畢竟你剛學到酒杯式深蹲、slosh pipe、服務生行走和公事包行走的時候，我常常會「現在才開始。」

　　對不起，是我太晚想到這個做法了。

原版的一萬壺鈴擺盪挑戰

　　如果沒有挑戰，人體就會退化。只有突破極限、達成目標、打破個人紀錄的時候，我們才能進步、表現更好、看起來更好、並感到有活力。

　　講白一點就是：我們不是在進步，就是在退步，沒有所謂的「維持階段」。所謂適量的訓練很容易變成停滯，也只適合娘炮。如果要進步，我們就必須尋找新的挑戰、努力達成、最後贏得勝利。

　　一萬壺鈴挑戰就是這種挑戰，而且……只要4週就能快速改變你的身體。

　　我寫的訓練課表不是來自讀教科書或研究，而是運動場上費盡心力得到的結果。我合作的對象都是真正的運動員，以及真正靠運動能力吃飯的人。

　　為了創造並改良這個計畫，我和18位教練及運動員每週見面數次來不斷測試。以下是我們的發現：

- 所有人都變得更加精實，經過20次訓練後，腰圍全都小

了一些。

- 所有人看起來肌肉量都變多、體格變更好、瘦體組織也增加了。

- 所有人的握力都有進步，訓練耐受度和專項體能也大幅增加。回到我們原本的訓練計畫時，訓練時間和強度都有所提高。

- 執行這項計畫以後，所有人核心訓練動作都有顯著進步，破紀錄就像推骨牌一樣，全身肌力和爆發力也一飛衝天。

- 腹肌更明顯了，臀部肌力也大幅提升。所有人的腹部和臀部，似乎都重新學會了如何用力，讓運動場和重訓室的表現都進步了。

以下是我們的做法：在4到5週的時間內，你會在20次訓練中，執行1萬次正確的壺鈴擺盪，每次訓練都做500下。

各組壺鈴擺盪之間，都會執行少量的基本肌力訓練動作。每週訓練4到5天，以練2休1的方式執行，然後一直重複下去。男生用24公斤（53磅）的壺鈴，女生則用15公斤（35磅）。

這個訓練計畫必須單獨執行，如果你覺得當天還能訓練第二次，表示你「壺鈴不足」，表示用的重量不夠重，或是訓練不夠努力。

壺鈴擺盪：團組、組數、次數

訓練中每組使用不同的次數，來達成總數500下。

第一組：10下

第二組：15下

第三組：25下

第四組：50下

現在你完成了100下，也就是一個團組。現在請將這個團組重複4次，總共就會做到500下。有經驗的訓練者在每組之間，會加上少量的肌力訓練動作。

肌力訓練動作

壺鈴擺盪的組間執行少量的肌力訓練動作，以下是最好的動作選擇：

肩推（槓鈴肩推或單手肩推）

雙槓下推

酒杯式深蹲

反手引體向上

其他的選擇包括：前蹲舉、槍式深蹲、倒立肩推、寬握負重引體向上、以及暴力上槓。多數動作建議使用1-2-3的次數安排。

以肩推為例：

10下壺鈴擺盪

1下肩推

15下壺鈴擺盪

2下肩推

25下壺鈴擺盪

3下肩推

50下壺鈴擺盪

休息30-60秒

如果次數使用1-2-3下，就使用5RM的重量。

如果做雙槓下推，就需要做更多下，建議2-3-5下。

如果每週執行5天，其中1天只做壺鈴擺盪就好，中間不必穿插肌力訓練動作；如果每週執行4天，則每次都要做肌力訓練動作。

每次訓練可以輪替不同的肌力訓練動作，輪流執行肩推、雙槓下推、酒杯式深蹲、反手引體向上。我也喜歡2天做反手引體向上，2天做肩推。

請記住，每次訓練選一種肌力訓練動作就好。

休息時間

每一輪做完10下、15下、25下之後，都休息30-60秒。第一個團組很容易，你可以輕鬆作完；但之後的團組你就會需要休息60秒以上，握力才會恢復。

　　每組50下做完後，休息時間會延長到3分鐘以上，這段時間就拿來做矯正動作，例如伸展髖屈肌群等地方，或是選某個動作來訓練活動度。

漸進

　　訓練記得要計時，每週花的時間應該要越來越少。第20次訓練所花的時間，應該要比第一次少得多。至於肌力訓練動作的目標，就是第一次訓練時感覺有挑戰的重量，要在最後一次訓練的時候覺得輕鬆。

計畫範例

第一日

　　10下壺鈴擺盪

　　1下肩推

　　15下壺鈴擺盪

　　2下肩推

　　25下壺鈴擺盪

　　3下肩推

　　50下壺鈴擺盪

　　休息30-60秒，再全部重複4次。

　　全部做完以後，你將會完成500下壺鈴擺盪，和30下肩推。

第二日

10下壺鈴擺盪

2下雙槓下推

15下壺鈴擺盪

3下雙槓下推

25下壺鈴擺盪

5下雙槓下推

50下壺鈴擺盪

休息30-60秒，再全部重複4次。

全部做完之後，你將會完成500下壺鈴擺盪，和50下雙槓下推。請記得雙槓下推的次數安排是2-3-5，不是其他動作的1-2-3。

第三日

休息

第四日

10下壺鈴擺盪

1下酒杯式深蹲

15下壺鈴擺盪

2下酒杯式深蹲

25下壺鈴擺盪

3下酒杯式深蹲

50下壺鈴擺盪

休息30-60秒，再全部重複4次。

全部做完之後，你將會完成500下壺鈴擺盪，和30下酒杯式深蹲。

第五日

10下壺鈴擺盪
1下反手引體向上
15下壺鈴擺盪
2下反手引體向上
25下壺鈴擺盪
3下反手引體向上
50下壺鈴擺盪
休息30-60秒，再全部重複4次。

全部做完之後，你將會完成500下壺鈴擺盪，和30下反手引體向上。

第六日

休息

第七日

休息，或開始下一次循環

如果你想1週訓練5次，接著開始下一個循環，記得每週有一次訓練，必須只做壺鈴擺盪。

擺盪技巧

壺鈴擺盪屬於髖屈伸動作，基本上就是立定跳遠的姿勢，要盡量屈髖，盡量不要屈膝，因為這個動作不是深蹲。

起始位置就和「大猩猩」的姿勢一樣，將壺鈴往身體的方向稍微滑過來，用力讓壺鈴來到大約褲子拉鍊的位置。這時候屈髖的角度很大，前臂會滑過大腿，然後快速往前爆發，來到站姿棒式的位置。

正確的擺盪並沒有所謂起始或最終位置，站姿棒式不過是抓住壺鈴，並準備把它丟回褲子拉鍊的位置而已。屈髖會造成反彈，之後再反彈回站姿棒式的位置。

請確保以下幾點：臀部要夾緊、闊背肌與肩膀連動，手臂直接從身體前方甩上來。不要讓壺鈴飛太高，請把它抓住，並丟回褲子拉鍊位置。不要把壺鈴甩到頭上。

擺盪動作應該猛烈、爆發，也要有很快的節奏。

最後，如果你真的完成本計畫，要好好恭喜自己，因為如今，能確實完成任何訓練計畫的人不多了。

現在你的狀況會比四五週前好得多，你的訓練也將準備起飛。我建議將這個新練出來的能力，與基本肌力訓練模板結合，例如吉姆・溫德勒（Jim Wendler）的5/3/1。

關於作者

　　如果你曾經跟丹・約翰相處過，你應該要覺得自己很幸運，因為他會讓你笑、讓你哭……還有，讓你不只一次討論到你腸道中的細菌。如果丹（我都叫他「爸」）吃飯的時候要求放德式酸菜，照做就對了！不要問為什麼。

　　如果有機會跟他相處，你會發現，他什麼都能講成自己的名言，真心不騙。

　　「最後一把會是最棒的一把。」

　　「你還沒強到有資格感到挫折。」

　　「我膝蓋不好……」

　　「起點不重要，重點是終點。」

　　他為什麼那麼喜歡引用自己的話？

　　我不確定，但我認為應該是這樣：我從未見過我的祖父母，但我聽說過他們很多事情，大致知道他們……是很直接的人。我可愛的祖父母艾爾（Al）和艾琳（Aileen），不會講太多廢話。

　　就像我在《辦公室瘋雲》（The Office）裡的朋友凱文所說：「可以用少少幾個字表達的概念，為什麼要浪費時間講那麼多？」

　　名言：他們很直接，講的話很好記。

　　運動員受挫時，他們不會想聽太多解釋，他們不會想聽到：

「馬克，我跟你說，如果要精通某項事物，必須花1萬小時……」

不不不。如果是丹，他就會說：「馬克，你還沒有強到有資格感到挫折。」

「人生就得面對各種選擇。」

晚上如果有喝酒，爸總會邊竊笑邊跟我講他這句名言，這時候我會立刻回他：「好啦我知道啦！」順便跟他要一些頭痛藥。

我聽他講這句話很多年了。呃，我覺得要特別用引號強調「聽」，因為雖然我「聽」了100萬次，我從來沒有真心體會過。每次他講這句話的時候，我都覺得，他在暗示我做了錯誤的決定。

但其實他不是這個意思。

對丹來說，沒有所謂「壞的」或「好的」決定，也沒有「對的」或「錯的」決定。他講這句話的意思是要提醒你，今天做的決定會影響明天、甚至1週、甚至3年。

從吃什麼到跟誰結婚，這些都是我們要做的決定。

看起來很沉重，但請別害怕。人生……就得面對各種選擇。做任何決定的時候，請想著「這個決定會對今天帶來什麼影響？那明天呢？」

我是說……丹．約翰自己也會這麼做吧？

琳賽．約翰（Lindsay John）

健身，也健心
傳奇教練丹約翰的人生與肌力訓練講堂
Attempts: Essays on Fitness, Health, Longevity and Easy Strength

作　　者　丹·約翰（Dan John）
譯　　者　王啟安
責任編輯　簡欣彥
行銷企劃　許凱棣
封面設計　萬勝安
內頁構成　李秀菊

出　　版　堡壘文化／遠足文化事業股份有限公司
地　　址　231 新北市新店區民權路 108-2 號 9 樓
電　　話　02-22181417
傳　　真　02-22188057
E m a i l　service@bookrep.com.tw
郵撥帳號　19504465
客服專線　0800-221-029
網　　址　http://www.bookrep.com.tw
法律顧問　華洋法律事務所　蘇文生律師
印　　製　呈靖彩印有限公司
初版一刷　2021 年 7 月
初版二刷　2023 年 7 月
定　　價　新臺幣 460 元

有著作權　翻印必究
特別聲明：有關本書中的言論內容，不代表本公司／出版集團之立場與意見，文責由作者自行承擔

Attempts
Essays on Fitness, Health, Longevity and Easy Strength
© 2020 Daniel Arthur John
Complex Chinese edition © 2021 Infortress Publishing, a division of Walkers Cultural Enterprise Ltd., Taiwan
Complex Chinese translation rights arranged through The PaiSha Agency.
All rights reserved.

國家圖書館出版品預行編目（CIP）資料

健身，也健心：傳奇教練丹約翰的人生與肌力訓練講堂／丹·約翰（Dan John）
著；王啟安譯. -- 初版. -- 新北市：遠足文化事業股份有限公司堡壘文化，
2021.07
　面；　公分. --（怪獸；1）
譯自：Attempts : essays on fitness, health, longevity and easy strength
ISBN 978-986-06513-8-6（平裝）

1. 健身運動　2. 運動訓練
411.711　　　　　　　　　　　　　　　　　　　110009010